SANDER THRILLER

PHASE 8.2

Psychothriller

Lena Sander

Lena Sander
c/o AutorenServices.de
Birkenallee 24
36037 Fulda

Die in diesem Buch dargestellten Szenen aus dem Kinderheim beruhen auf Tatsachen. Alle weiteren Figuren und Ereignisse sind fiktiv. Jegliche Ähnlichkeit mit lebenden oder toten realen Personen ist zufällig und nicht vom Autor beabsichtigt.

Ausgabe Mai 2020

Lektorat: Susanne Pavlovic
Co-Lektorat und Korrektorat: Anke Höhl-Kayser

Coverdesign: BreisgauART
Bildnachweis: Adobe Stock - stock.adobe.com

PROLOG

Das Hackmesser lag gut in der Hand. Behutsam strich ich über den nackten Körper, der auf einem Pflanztisch vor mir platziert war, und spürte die kleinen Härchen auf der Haut, die eventuell vor dem Eingriff noch abgeflämmt werden sollten. Das Fleisch war fest und muskulös. Vorsichtshalber sollte ich doch noch die Knochensäge aus dem Werkzeugkoffer holen. Keiner hätte sich vorstellen können, wie viel Zeit die akribischen Vorbereitungen dieser Spezialbehandlungen in Anspruch nahmen. Das Besteck musste geputzt, poliert und griffbereit links auf einem Edelstahltablett sortiert liegen. Nur so konnte ich penibel arbeiten.

Der alte Sack riss die Augen auf. Sein Blick kreiste Hilfe suchend im Raum umher. Warum sich diese alten Käuze immer so anstellten. Er, der direkt neben mir saß, mit seinen Glotzern, die ihm vor lauter Panik fast aus den Höhlen traten. Seine noch verbliebenen, grauen Strähnen hatte er auf der rechten Kopfhälfte länger wachsen lassen, damit er diese über den kahlen Schädel kämmen und somit – seiner Meinung nach – mehr Haare vortäuschen konnte. Allerdings lagen diese Haarsträhnen nun nicht mehr mit Pomade festgeklebt auf seiner Glatze, sondern standen wild vom Kopf ab.

Der Sturm peitschte Regen, Äste und Zweige gegen das Glashaus. Gut, dass ich zumindest einige noch trockene, überdachte Quadratmeter für meine Operation ausgewählt hatte. Der Alte wog schätzungsweise einhundertzwanzig Kilo. Bewusstlos war er keine große Hilfe. In einem Stück und ohne Hilfsmittel hätte ich ihn keinen Meter mehr bewegen können.

»Na, aufgewacht, du alter Sack?«, flüsterte ich. Auch wenn er es bei dem draußen herrschenden Getöse verstanden hätte, so wäre ihm eine Antwort schlichtweg mit dem Klebeband auf seinem Mund nicht möglich gewesen.

»Herr Dr. Kleinscheiß, wissen Sie, mein Vater hat immer gesagt, dass man irgendwann im Leben alles zurückbekommt, oder wie heißt das heute: *Feedback erhalten.*« Ich musste über meinen Scherz selbst lachen. Ein lautes Lachen, das von dem Tumult um uns herum fast völlig verschluckt wurde. Das kam mir gerade recht. Obwohl die maroden Gebäude auf diesem Anwesen schon vor Jahren zum Abriss freigegeben worden waren und niemand außer uns hier war, musste ich auf der Hut sein. Mich hatte das Schild: *Vorsicht! Betreten verboten! Einsturzgefahr!* nicht interessiert. Im Gegenteil. Das war der perfekte

Ort für meine Behandlung, mein *Feedback*. Es gab kein besseres Timing. Als hätte ich das Orkantief inklusive Starkregen bestellt. Okay, einige Splitter, die von dem zersprungenen Glasdach stammten, konnten gefährlich werden. Nicht, dass ich mich selbst verletzte. Nicht, dass sich dadurch mein so ausgeklügelter Plan verzögerte oder womöglich nicht bis zum Ende auszuführen war. Ich musste mich beeilen, das Wasser im Gewächshaus stieg und machte auch vor meinen Füßen keinen Halt.

Wieder konnte ich mir mein hämisches Lachen nicht verkneifen. Dr. Kleinscheiß, der mit Klarnamen Dr. Kleinschmitt hieß, fand die Situation sichtlich nicht komisch. Er hatte sich eingenässt und versuchte sich an Tierlauten, die er mit geschlossenem Mund äußerte. Langsam drehte ich mich um und bückte mich zu meinem Werkzeugkoffer. Mein Griff galt zwar der Knochensäge, doch da befanden sich noch weitere nette Spielsachen, die bestimmt zum Einsatz kommen würden. Ein Crème-Brûlée-Brenner, der nicht nur die kleinen Härchen abflämmen, sondern auch für eine entsprechend knusprige Kruste sorgen würde. Ein Schwartenmesser für gleichmäßige Kreuzschnitte, ein Ausbeinmesser und nicht zu vergessen die extragroßen Fleischerhaken, die jeden einzelnen herausgetrennten Brocken würden tragen müssen.
Solch ein Vergnügen hatte ich bisher noch nie bei meinen Vorbereitungen empfunden. Kein Wunder, Dr. Kleinscheiß war schließlich der Gipfel des Achttausenders, das große Ziel, das Meisterstück sozusagen.

Wieder drehte ich mich zu meinem Einsatzgebiet, dem großen Fleischberg. Blut. Ich konnte es genau erkennen, auch wenn ich nur den Lichtschein der batteriebetriebenen Lampe zur Verfügung hatte, es war tatsächlich Blut, das auf die Haut vor mir tropfte. Wie konnte das möglich sein? Da bisher noch kein Besteck zum Einsatz gekommen war, konnte es nicht von meinem Opfer stammen, oder? Irritiert sah ich zu Kleinschmitt, der an seinem eigenen Erbrochenen zu ersticken drohte. Mit einem beherzten Griff riss ich ihm das Klebeband vom Mund und klopfte auf seinen Rücken. Nach einigen Sekunden hustete er und spuckte alles aus. Nicht auszudenken, wenn der alte Sack an seiner Kotze gestorben wäre und meine Mühe nicht mal Früchte hätte tragen können. Ich holte aus und gab ihm eine Ohrfeige, die sich gewaschen hatte. Sofort bildeten sich meine Fingerabdrücke in einem herrlichen Rotton auf seiner Wange ab.

»Ich wollte nur helfen, damit du auch den ganzen Rotz ausspuckst«, kicherte ich.

Als ich Kleinschmitt genauer betrachtete, bemerkte ich Blutspuren an seiner Wange. Der Blick auf meine Hand bestätigte mir, dass ich mich – wahrscheinlich beim Griff in den Werkzeugkoffer – selbst verletzt haben musste.

»Warum tun Sie das? Womit hab ich das verdient?«, röchelte der Alte.

»Besser Alzheimer als gar keiner daheim, oder was ist los? Das müsstest du doch am besten wissen«, antwortete ich, während ich meine Maske wieder in Position brachte. Es war keine gute Idee gewesen, sich für diese starre Plastikmaske zu entscheiden. Ich konnte schlecht atmen und der Augenausschnitt war so klein, dass ich ständig den Kopf komplett drehen musste, um den Überblick zu behalten.

»Ich habe keine Ahnung. Bitte … ich mache alles, was Sie von mir verlangen, aber lassen Sie mich wieder gehen. Ich flehe Sie an.« Kleinschmitt schwitzte trotz der eisigen Temperatur.

»Na klar … jetzt quassel nicht so viel und genieße lieber die Show. Wir haben keine Zeit«, unterbrach ich ihn und klebte seinen Mund wieder zu.

KAPITEL 1

Forensische Psychiatrie – heute

Ella schlug die Augen auf und starrte auf die gelb getünchte Raufasertapete. Oben rechts hing ein Zipfel – etwa zwei Zentimeter – von der Wand herab. Genau das war ihr Leben, ein winziger Zipfel des großen Ganzen, der gerade dabei war, sich aus der Masse zu lösen. Ein minimaler Fetzen mit Vertiefungen, Erhöhungen und unterschiedlichen Farbschattierungen. Weit weg von allem, aber auch weit weg von den Menschen, die sie liebte und die ihr in dieser ausweglosen Situation hätten helfen können.

Es war so still, dass sie die einzelnen Tropfen der Infusion fallen hörte. Wie viel Tropfen wohl in einer Elektrolytlösung enthalten waren? Blubb. Blubb. Ella hatte den Eindruck, dass die kahlen Wände des Zimmers jeden Laut verstärkten und ihr in geballter Form zurück ins Gesicht schleuderten. Das verstellbare Krankenbett war unbequem und für sie viel zu schmal. Sie versuchte, sich auf die Seite zu drehen, doch es gelang ihr nicht. Ihre Arme und Beine waren mit grauen, breiten Bändern fixiert worden. Warum, zum Kuckuck, war sie überhaupt festgebunden worden? Sie, die nur den Tapetenzipfel betrachtete.

Das Klopfen an der Zimmertür riss Ella aus ihren Gedanken. Sehr höflich, aber was genau wurde von ihr erwartet? Sollte sie aufstehen, die Tür aufschließen und den Besucher freundlich zu Kaffee und selbst gebackenem Kuchen in ihr nobles Reich einladen?

Die Tür öffnete sich. »Schönen guten Morgen«, sagte Dr. Steinhardt.

»Morgen«, erwiderte Ella leise.

Unter anderen Umständen hätte sie diesen Arzt tatsächlich gerne zu Kaffee und Kuchen eingeladen. Unter seinem Kittel zeichnete sich ein sportlich muskulöser Oberkörper ab. Die dunklen schulterlangen lockigen Haare hatte er zu einem Zopf gebunden. Doch Ella war klar: Auch unter anderen Umständen hätte sie so, wie sie aussah, nicht einmal den Hauch einer Chance gehabt, nur einen einzigen Blick dieses Mannes zu erhaschen und wenn, dann wäre dieser verächtlich gewesen.

Dr. Steinhardt holte den weißen Plastikstuhl aus der Zimmerecke, stellte ihn neben Ellas Bett und setzte sich. »Ella … darf ich Ella sagen?«

Sie nickte.

»Wie geht es Ihnen heute Morgen?«

»Wie lange bin ich schon hier?«, überging Ella seine Frage.

»Seit drei Tagen.«

»Warum bin ich festgebunden, warum bekomme ich diesen Tropf?« Ella fiel es – trotz ihrer ausweglosen Situation – schwer, genügend Druck in ihrer Stimme aufzubauen. Das lag bestimmt nicht an den blauen Augen, deren Strahlen Ella den Atem raubte und die sie gerade fragend musterten. Eher an den Medikamenten, die ihr täglich verabreicht wurden.

»Das wissen Sie nicht?«

»Nein?«, erwiderte Ella und versuchte, sich zu erinnern. Es war ihr bewusst, dass sie seit mehreren Tagen hier lag und an die Wand starrte. Allerdings konnte sie sich nicht an komplette Tagesabläufe erinnern, nur an einzelne Sequenzen. Tabletten. Ja, ihr wurden immer wieder Medikamente gereicht, die sie im Beisein eines Pflegers schlucken musste. Auch dieser Tropf war schon mindestens einmal ausgetauscht worden.

»Nachdem Sie dem Haftrichter vorgeführt und hier eingewiesen worden waren, waren Sie vollkommen dehydriert – daher auch die Elektrolyt-Kochsalzlösung – verwirrt und hatten einen Kreislaufzusammenbruch. Sie müssen wieder aufgepäppelt werden. Zusätzlich haben wir Tabletten oder, besser gesagt, Kapseln in Ihrer Hosentasche gefunden, die ich natürlich gleich zur Analyse ins Labor gegeben habe. Und Sie wissen bestimmt, dass die Fixierung Vorschrift ist, zu Ihrer eigenen Sicherheit.«

Aufpäppeln, dieses Wort hatte mit Ella so viel zu tun wie ein Grashüpfer mit einem Nilpferd. Ella zählte ihres Erachtens bereits zum Großwild – zumindest körperlich – was sollte da noch gepäppelt werden? Verwirrt! Natürlich. Wer wäre nicht verwirrt, wenn er seit einer geraumen Zeit mit Psychopharmaka und zusätzlichen Präparaten – von denen es wohlweislich besser war, sie nicht genau zu kennen – vollgestopft wurde?

So in Gedanken, bemerkte Ella erst jetzt, dass Dr. Steinhardt sie stumm musterte und wahrscheinlich auf eine Reaktion wartete.

»Was erwarten Sie jetzt von mir, Doc?«

»Sie haben sich beim Haftrichter zu keinem der Vorwürfe geäußert, aber Schweigen bringt Sie definitiv nicht weiter, Ella. Meine Aufgabe ist es, ein Gutachten zu verfassen, dann kann Ihr Fall vor Gericht verhandelt werden.«

»Auch wenn ich verwirrt und dehydriert gewesen war, als ich dem Haftrichter vorgeführt wurde, konnte ich in seinen Augen erkennen, dass ich bereits vorverurteilt bin, egal, was ich dazu zu sagen habe. Alle Indizien sprechen gegen mich. Das Motiv passt. Hinzu kommt noch, dass ich mich seit Jahren in Therapie befinde und Psychopharmaka nehme. Meine Alternativen lauten: Strafvollzug oder Unterbringung in der geschlossenen Psychiatrie, stimmt's?«, schleuderte Ella dem Arzt entgegen. Steinhardt trug keine Schuld an Ellas prekärer Situation, das war ihr klar und aus diesem Grund tat ihr ihre Aussage leid, kaum dass ihr das letzte Wort über die Lippen gekommen war. »Tschuldigung«, sagte sie kleinlaut.

Dr. Steinhardt zuckte mit den Schultern. »Das käme auf einen Versuch an, Ella. Auch auf die Gefahr hin, dass ich mich wiederhole: Schweigen bringt Ihnen nichts! Damit haben Sie bereits aufgegeben und verloren. Ich richte nicht über Sie, das steht mir nicht zu. Ich möchte nur den Menschen Isabella Amann kennenlernen.«

Die Person, die hinter Isabella Amann steckte, wollte Ella auch gerne kennenlernen. Wer konnte schon von sich behaupten, sich selbst bis ins kleinste Detail zu kennen? Wer konnte genau vorhersagen, wie er in den prekärsten Situationen reagieren würde? Prekäre Situation … Ella wurde kalt und gleich darauf heiß. Alex und Isa! *Verflixte Medikamente*. Sie spürte einen Faustschlag, der sich tief in ihren Magen grub. Warum dachte sie jetzt erst an die beiden?

»Hat sich Alex oder Isa gemeldet?«

»Wer ist das?«

»Das sind meine Freunde. Bitte, könnten Sie für mich herausfinden, wo sie sind und ob es ihnen gut geht? Ich gebe Ihnen die Telefonnummern und Adressen. Es ist wichtig.«

»Haben die beiden auch etwas mit der Sache zu tun, handelt es sich um Zeugen?«

»Es sind meine besten Freunde und ich mache mir Sorgen, weil ich nicht weiß, wie es ihnen geht, bitte!«

»Beruhigen Sie sich, Ella. Ich werde das für Sie in Erfahrung bringen, aber jetzt sollten Sie mir einiges über sich erzählen.«

Der Rücken schmerzte. Kein Wunder, wenn sie seit Tagen ans Bett fixiert, auf dieser harten Matratze und vor allen Dingen auf ihrer Kehrseite gelegen hatte.

»Könnten Sie mich bitte losbinden? Ich habe Schmerzen und muss mich unbedingt mal drehen.«

»Solange ich hier bei Ihnen bin, ja, aber danach …«

»Haben Sie Angst, dass ich mich mit diesem wackeligen Stuhl …«, Ella wies mit dem Kopf auf Steinhardts Sitzgelegenheit, »und dem Laken eventuell an der Gardinenstange aufhängen könnte? Die ist immerhin nur mit zwei Schrauben befestigt. Glauben Sie denn tatsächlich, das wäre physikalisch machbar?«

Ein flüchtiges Lächeln legte sich auf sein Gesicht. »Wir machen einen Deal. Ich löse die Riemen und Sie reden mit mir, okay?«

»Und … Sie erkundigen sich nach meinen Freunden.«

»Gut, ich kümmere mich darum.«

»Was möchten Sie von mir wissen, Dr. Steinhardt?«

»Zum Beispiel etwas aus Ihrer Kindheit. Das, was Ihnen als Erstes in den Sinn kommt.«

»Okay.« In diesem Moment hätte Ella dem Arzt fast alles versprochen. Sie konnte jede einzelne Sprungfeder der Matratze spüren. Der Lendenwirbel war besonders in Mitleidenschaft gezogen. Kein Wunder, denn genau dort befand sich ihr ausgeprägter Schwerpunkt, der jetzt nicht nur höllisch brannte, sondern auch hämmerte, als hätte sich ein Heimwerker unter dem Bett versteckt.

Der Stationsarzt stand auf, löste Ellas Fixierung und betätigte die Hydraulik des Bettes. Das Kopfteil bewegte sich nach oben. »So besser?«

»Ja«, erwiderte sie, rieb ihre Handgelenke und

drehte sich zu Dr. Steinhardt.

KAPITEL 2

Vor vielen Jahren

Haferbrei! Dienstags gab es immer Haferbrei. »Iss«, sagte er, »iss den verdammten Teller leer.« Diese schleimige, eklige Pampe, die man bestimmt als Klebstoff zum Basteln benutzen könnte. Mit einer riesigen, zerbeulten Schöpfkelle wurde dieser schmierige Brei jedem Kind auf den Blechteller geklatscht. Sechsundsiebzig Teller hatte Ella einmal gezählt. Im Speisesaal, dessen Decke mindestens so hoch war wie der Freiburger Bahnhof, hörte man das Klappern viel lauter als in anderen Räumen.

Der Leiter des Kinderheimes, Dr. Kleinschmitt, schob den Stuhl ihrer Tischnachbarin Petra zur Seite und riss Ella den Löffel grob aus der Hand. Er sah aus wie ein böser Riese. Seine Hände waren Pranken wie von einem Grizzlybären oder so gewaltig wie Tatzen einer Raubkatze, aber auf jeden Fall fast so groß wie der volle Blechteller vor Ella. Er füllte den Löffel, sodass seitlich zäher Brei heruntertropfte, und führte ihn Ella an den Mund. Sie presste ihre Lippen und die Augen fest zusammen. Wenn die Augen geschlossen waren, dann konnte man nur noch schöne Dinge sehen und wenigstens in Gedanken diesem Haus, den Erziehern, Mitbewohnern und diesem gruseligen Riesen entfliehen. Zumindest musste sie nicht diesen verhassten, kleisterigen Pamps sehen, geschweige denn in sich hineinstopfen.

»Mach den Mund auf!« Kleinschmitt drückte ihr den Löffel gegen die Lippen.

»Mach endlich diesen verdammten Mund auf!« Ella bewegte sich nicht. Sie atmete flach durch die Nase. Vielleicht konnte sie sich einfach wegdenken. *Schöne Dinge, denk an etwas Schönes. Mama!* Sie bekam keine Luft mehr und bemerkte erst jetzt, dass der Direktor ihr die Nase zuhielt. Zwangsweise öffnete sie den Mund, um einzuatmen, doch dazu kam sie nicht. Der volle Löffel wurde ihr grob zwischen die Zähne geschoben. Ella hatte Angst zu ersticken, bekam keine Luft und musste husten. Im hohen Bogen flog der Brei über den Tisch und landete auf dem Teller von Alex. Dieser sprang auf und schob den Stuhl so heftig nach hinten, dass der umfiel und auf den Boden knallte.

»Scheiße«, schrie Alex. Jetzt war die Aufmerksamkeit aller auf sie gerichtet. Selbst die Großen, die – außer Petra – am ersten Tisch direkt neben der Tür saßen, standen auf, um die Geschehnisse besser mitverfolgen zu können.

Als wäre Ella mit voller Wucht gegen eine Mauer

gerannt und hätte mit ihrem Gesicht abgebremst, knallte die Pranke des Heimleiters gegen ihre Wange. Die linke Gesichtshälfte explodierte. Die Haut war bestimmt aufgerissen. Es konnte nicht lange dauern, bis sich blutige Fetzen auf dem Boden verteilen würden. Ihre Wange hämmerte. Und kurz danach Feuerameisen, zu Tausenden versammelten sie sich in Ellas Gesicht. Ihre Tränen konnten das Brennen nicht lindern.

»Heul nur, selbst schuld. Ich werde ein Exempel statuieren. Schaut alle zu, was passiert, wenn ihr unseren Anweisungen nicht folgt.«
Warum tut der Direktor so was? Ist es denn so schlimm, etwas nicht zu mögen? Muss man alles essen, was auf dem Teller liegt? Ella konnte die Reaktion des Heimleiters nicht verstehen. Zuhause war alles besser gewesen. Natürlich hatten ihre Eltern auch ab und zu mit ihr geschimpft, aber sie hatte nur essen müssen, was ihr auch schmeckte, und überhaupt … Je mehr Ella über ihr vorheriges Leben nachdachte, desto mehr Tränen kullerten ihre Wangen herab. Sie schluchzte laut, doch es half nichts, Zuhause gab es nicht mehr. *Warum haben sie mich alleine gelassen?* Ella war gerade neun Jahre alt geworden. Ihre Eltern waren im Himmel, so hatte es zumindest Frau Schönfeld, die Gruppenleiterin, erklärt. Im Himmel. Was hieß das? Saßen sie auf einer Wolke, blickten hinab und winkten ihr zu? Wie sollte das möglich sein? Ella war dabei gewesen, wie diese schwarz bekleideten Männer auf dem Friedhof zwei Holzkisten auf eine Karre hievten. *Sie haben ge-*

sagt, dass sie da drin liegen, Mama und Papa. Und dann war da ein großes, tiefes Loch in der Erde. Fast wäre Ella hineingefallen, als die Särge versenkt wurden. Weg waren ihre Eltern! Einfach verschwunden für immer. Verbuddelt.

Die Pranke packte zu. Ein fester Griff, direkt um Ellas Pferdeschwanz. Es fühlte sich an, als würden ihr alle Haare mit einem entsetzlichen Schmerz und ohne Vorwarnung direkt vom Kopf gerissen. Sie knallte mit voller Wucht auf den Boden und schlug ihre Stirn dabei an Petras Stuhlbein auf. Blut lief auf das Linoleum.

»Was für eine Schweinerei!«, brüllte Kleinschmitt.

»Das wirst du später alles fein säuberlich wegwischen. In meinem Haus herrschen Ordnung und Sauberkeit! Aber zuerst sollst du deine gerechte Strafe bekommen. Merke: Ich will dir nichts Böses, du musst aber für dein weiteres Leben lernen, dass alles, was du tust, Konsequenzen hat.« Die Schmerzen in Ellas Kopf hatten den Schädelknochen erreicht und drohten, ihn aufzubrechen. Ella schrie. Dann ließ der Schmerz plötzlich nach. Alex war um die Tischreihe gerannt und hatte Dr. Kleinschmitt gegen das Schienbein getreten, der daraufhin Ellas Pferdeschwanz losgelassen hatte.

»Na warte, mein kleiner Freund«, zischte der Heimleiter. »Siegmund, halt ihn fest!« Der Gruppenleiter der älteren Kinder stand an der Tür und gehorchte Dr. Kleinschmitt sofort. In der nächsten Sekunde wurde Ella über den Boden durch den gesamten Speisesaal geschleift. »Halt ihn fest. Bin gleich wieder da«, wiederholte Kleinschmitt im Vorbeigehen zum Gruppenleiter.

Ein Streichholz, das ihr für eine kurze Zeit Licht ins Dunkel bringen würde, mehr war nicht in der Schachtel, die sie in ihrer Hosentasche hatte. Ella kauerte in der Ecke und betastete die rauen Wände. Ob es sich auch an Holz entzünden ließ? Sie hatte in der Schule nicht genau zugehört, als das Thema mit den Streichhölzern auf dem Lehrplan stand. Der Verschlag war halb voll mit Kartoffeln. Die kleineren rollten bei jeder Bewegung zwischen den gesplitterten Holzlatten nach draußen auf den Kellerboden. Sie schob einige der Knollen auf die Seite und setzte sich dann in die so entstandene Vertiefung.
Was konnte sie tun, wenn der Grizzly wiederkam und die Tür öffnete? Was konnte Ella dieser riesenhaften Erscheinung entgegensetzen? Mit Kartoffeln werfen? Das würde ihr nur noch mehr Ärger einbringen. Sie hatte Angst vor diesem Mann. Er war unberechenbar. In einem Augenblick konnte er nett und freundlich sein, aber eigentlich auch nur, wenn fremde Erwachsene anwesend waren. Und im nächsten Moment war er abscheulicher als der grässlichste Bösewicht aus Grimms Märchen.

Es wurde heller. Ella erkannte zumindest die Umrisse ihrer Knie und ihrer Hand, in der sich immer noch das Streichholz befand, obwohl es nicht brannte. Das Licht stammte von der anderen Seite ihres Verschlages und schien unter dem Spalt hindurch. Sie hörte ein leises Kratzen an der Holzwand und zuckte zusammen. Ella hatte einmal ein Gespräch zwischen der Köchin und dem Direktor belauscht. Die Köchin hatte auf Ratten hingewiesen, die hier im Kartoffelkeller die Lebensmittel angeknabbert hatten. Angst vor Ratten? Nein. Bis dahin war Ella noch keine leibhaftig begegnet und es handelte sich ja schließlich nur um kleine Tiere.

»Pssst, Ella«, flüsterte eine Stimme.

»Wer ist da?«

»Ich bin's, Alex. Der Direx hat mich auch hier in den Keller geschleppt. Ich sitze in der Box neben dir. Aber meine Taschenlampe, die hat er nicht erwischt.«

»Danke!«

»Für was?«

»Na, dass du mir geholfen hast.«

»Bitte. Hat leider nicht so viel gebracht.«

»Mmmmhhh.«

Ella tastete nach ihrer Kopfwunde, doch so schlimm, wie sie nach der Blutung im ersten Moment gewirkt hatte, war es jetzt nicht mehr. Das Blut war getrocknet. Allerdings schmerzte ihr Schädel, als hätte sich ein Ei in ihrer Stirn festgesetzt, das von Minute zu Minute größer wurde und kurz vor dem Zerplatzen war.

»Tut's noch sehr weh?«

»Es geht«, log Ella tapfer.

»Der Direx hat vorhin noch gesagt, dass heute Abend keiner was zu essen bekommt und dass du daran schuld bist. Weißt du, was das heißt?«

»Oje. Die Großen sind bestimmt wütend auf mich.«

Ella wusste nicht, was gerade besser war: hier in diesem winzigen Holzverschlag zu kauern oder wieder freigelassen zu werden. Draußen im Hof würde sie bestimmt bestraft. Auch oder gerade, weil sie erst seit ein paar Wochen in diesem gruseligen Haus wohnte, hatte sie schon einige Erfahrungen mit den Großen gemacht. Ab und zu wurde sie im Vorbeigehen geschubst, als wäre sie ein Boxsack, an dem jeder seine Wut auslassen konnte. Oder ihre schönen Kleider waren zerfetzt im Dreck gelandet. Sie musste weg hier, weit weg. Fort von diesem Haus, den Kindern, den Gruppenleitern und vor allem von diesem Teufel, dem Heimleiter.

»Hab keine Angst, Ella, ich beschütze dich.«

Alex war süß, aber wie hätte er ihr helfen sollen. Der blond gelockte Junge war gerade ein Jahr älter als Ella, einen halben Kopf kleiner und sehr schmächtig. Alex war ein Einzelgänger und Ella wunderte sich, dass gerade er so für sie eingestanden war.

»Das ist nett von dir, Alex, aber wie willst du das denn machen?«

KAPITEL 3

Der Direktor hatte ein unerwartet freundliches Grinsen aufgelegt, als er Ella aus ihrem Holzverschlag im Keller befreite. Sie durfte ihr Gefängnis nur unter der Bedingung verlassen, sofort zu den anderen Kindern auf den Hof zu gehen und nicht in den Schlafsaal.

Wie gerne wäre sie jetzt zuhause in ihrem Kinderzimmer gewesen, das ihr ganz allein gehörte. Mit den wundervollen Bildern an den Wänden, die Mama ihr gemalt hatte: Pooh der Bär mit seinem Honigfässchen oder den Tiger von Janosch. Mama hatte wunderschön zeichnen können. Leider hatte Ella dieses Talent nicht von ihr geerbt. Zuhause hing über ihrem Bett ein rosaroter Himmel, den Mama genäht hatte: *Für meine kleine Prinzessin*, hatte sie gesagt. Ella vermisste hier, in diesem kalten großen Haus, auch ihre Freunde. Echte Freunde, die sie schon seit dem Kindergarten kannte. Doch nun stand sie ganz alleine da und musste einen grausamen Weg antreten, den Weg zum Vorplatz des Kinderheims.

Wie befürchtet standen Andreas, Stefan, Julia, Anja und Armin, die Vierzehnjährigen, direkt bei Frank, Nadja, Simon, Thorsten und Petra, den Sechzehnjährigen im Hof. Die Namen der Heimkinder hatte sich Ella schon in kurzer Zeit eingeprägt, aber wirkliches Interesse – außer in der Funktion als Boxsack – hatte bisher keiner an ihr gezeigt. Im Augenblick war ihr dieser Zustand auch recht. Ella drückte sich an der Hauswand entlang und hoffte, dass sie unbemerkt um die Ecke biegen könnte. Gleich hatte sie es geschafft. Gleich würde sie, unbeobachtet von den Großen, die angrenzende Wiese erreichen, auf der die Kinder ihres Alters Ball spielten.

»Halt«, schrie Petra in dem Augenblick, als Ella um die Ecke biegen wollte. Erwischt! Als stünde Petra schon vor ihr und würde ihr in den Bauch boxen, spürte Ella die Faust in ihrem Magen.

»Versau es nicht wieder, Petra, sonst bin ich ab morgen der Boss hier und du weißt, was dann passiert. Letzte Chance!«, rief Simon ihr hinterher. Petra antwortete nicht und kam mit großen Schritten auf Ella zu. Ella drückte sich eng an die Hauswand, als könne die ihr Schutz bieten.

»Hör mal, du blöde Kuh«, sagte Petra wütend und schüttelte sich die roten, zotteligen Haare aus dem Gesicht.

»Mmmmhhh«, erwiderte Ella und wartete angespannt auf die anstehende Backpfeife. Ihre Beine zitterten. Was hatte sie zu erwarten? Petra war groß, sehr groß, viel zu groß für Ella. Keine Chance, abzuhauen. Ella sah sich um. Die Großen kamen immer näher. Sie würden sie erdrücken, bestimmt. So lange, bis sie keine Luft mehr bekam.

»Kannst du nicht sprechen? Damit das klar ist, du bist erst seit ein paar Wochen im Heim, also die NEUE, und hast dich hier an MEINE Regeln zu halten, denn ich bin der Chef, klar? Du denkst wohl, dass du was Besseres bist, Prinzessin, was?« Petra wartete auf keine Antwort, dafür sprach sie viel zu schnell weiter. »Nur weil die meisten so wie ich hier aufgewachsen sind und du erst jetzt mit neun hier auftauchst, als verwöhntes Gör mit Nobelklamotten«, Petra zupfte an Ellas Kleidung herum, »brauchst du nicht zu glauben, dass du irgendwas zu melden hast. Hier wird gegessen, was auf den Tisch kommt, und zwar immer! Wegen dir können wir alle heute Abend Kohldampf schieben und genau deshalb …«, Petra winkte die Großen noch näher heran, »genau deshalb brauchst du jetzt eine Abreibung, die sich gewaschen hat. Hab ich nicht recht?« Bei ihrer letzten Frage sah Petra in die Runde und wartete auf deren Zustimmung.

»Genau!«, sagte Simon.

»Zeig's ihr«, stimmte Nadja mit ein. Ella sah das beipflichtende Nicken der anderen und blickte sich Hilfe suchend um. Es war kein Erzieher oder Gruppenleiter in Sicht. Kein Erwachsener, den sie hätte rufen können. Petra riss Ella von der Wand und schleuderte sie in Richtung Vorplatz. Ella berührte dabei Thorsten, der ihr sofort auf den Oberarm boxte und sie von sich stieß. Wie ein Pingpongball wurde Ella von einem zum anderen geschleudert. Als sie bei

Anja vorbeistolperte, stellte die ihr ein Bein.
Mit zerrissenen Hosen und aufgeschürften Knien lag Ella auf dem Boden. Der Riss war so groß, dass Ella die winzigen Steine sehen konnte, die sich in ihre Wunde gefressen hatten. Es brannte, als hätte Petra ihr mit dem letzten Streichholz das Knie angezündet.

Die Jugendlichen hatten einen Kreis um Ella herum gebildet und lachten. Petra ging in die Mitte und packte Ella unter dem Kinn. Niemals hätte es Ella für möglich gehalten, dass Petra so viel Kraft hatte. Sie drückte ihren Kiefer dermaßen, als würde sie den letzten Rest Ketchup aus einer Flasche quetschen wollen.

»Aua, jetzt lasst mich doch bitte in Ruhe!«

Petra überging Ellas Geschrei und hielt ihr eine Handvoll vertrockneter Blätter, Dreck und Würmer hin – Ella glaubte, auch Käfer zu erkennen.

»Friss das, du blöde Kuh! Los, mach's Maul auf.«

»Du musst essen, damit du groß und stark wirst, kleine Ella. Mach das verdammte Maul auf oder wir nehmen dich Stück für Stück auseinander!«, fügte Simon hinzu.

Ella schüttelte den Kopf und presste die Lippen aufeinander. Im nächsten Moment wurde sie an den Haaren gepackt und nach hinten gerissen. Simon und Frank stellten sich rechts und links von Ella auf.

»Ich sag es jetzt zum letzten Mal. Du wirst essen, was dir vor die Nase kommt, dafür werde ich sorgen. Maul auf!«, schrie Petra wütender als zuvor.

Ellas Mund wurde aufgerissen. Sie hatte keine Chance.

Denk an was Schönes. Ellas Tränenflut schien keines der Kinder zu erweichen. Ella wollte in diesem schrecklichen Moment kein guter Gedanke einfallen. Warum waren die Großen so böse zu ihr? Warum standen alle nur herum, gafften und ergötzten sich sichtlich daran, dass sie hilflos am Boden lag und nun zu etwas Scheußlichem gezwungen werden sollte?

»Friss, Ella – friss, Ella – friss …«, riefen die umherstehenden Kinder im Chor. Petra stopfte ihr das modrige Gemisch in den Mund.

»Wehe, du spuckst es aus!«

Einer der Regenwürmer lebte noch. Er bewegte sich in ihrem Mund und drückte die muffige Erde an Ellas Gaumen. Als hätte sich Petra die Szene im Speisesaal genau eingeprägt, hielt auch sie Ella den Mund und die Nase zu. Wie lange konnte Ella die Luft anhalten, bevor sie ersticken würde? Sie wollte dieses eklige Zeug nicht schlucken. Ihr Brustkorb brannte und ihr Schädel drohte zu platzen. Warum half ihr keiner? Bitte! Musste sie jetzt schon sterben? So? Allerdings wäre sie dann bei ihren Eltern, da oben auf einer Wolke oder in dem tiefen, dunklen Loch.

Unruhe machte sich in der Gruppe breit. Hatte doch einer der Erzieher ein Einsehen mit ihr?

»Lasst sie los!« Ella erkannte die Stimme von Alex.

»Lasst sie los!«, befahl er ein weiteres Mal.

Wider Erwarten gehorchten die Großen. Ella spuckte den Dreck auf den Boden und holte tief Luft. Jetzt sah sie, dass Alex mit einem großen Knüppel bewaffnet – wie ein Ritter mit seinem Schwert – neben ihr stand.

»Na, Zwergenmann. Willste den großen Beschützer

spielen?«, sagte Petra lachend. »Süß, der kleine Lockenkopf. Hör mal, kein Problem. Wenn du es nicht anders willst, dann frisst eben du die Scheiße für Ella. Mir egal, aber einer von euch schluckt das Zeug runter, klar!«

»Petra!«, mahnte Simon.

Ella kauerte keuchend auf dem Boden und versuchte, den restlichen Schnodder von ihrer Zunge zu kratzen. Alex zeigte keine Angst, sein Blick war von Entschlusskraft erfüllt. Seine blauen Augen waren groß und klar. Er zwinkerte Ella zu.

»Was ist jetzt? Habt ihr euch entschieden?«, fragte Petra ungeduldig.

Alex sammelte den Dreck vom Boden, steckte alles in seinen Mund, kaute ein paar Mal und schluckte – ohne jegliche Mimik – alles hinunter.

»Zufrieden?«, fragte er und streckte Petra die Zunge raus.

Für einen Augenblick war Petra überrascht. Keines der herumstehenden Kinder sagte ein Wort. Alle starrten zwischen Alex und Petra hin und her. Als wäre Petra von Alex' Verhalten geschockt, stand sie nur regungslos mit leicht geöffnetem Mund da.

»Dann war's das jetzt.« Alex half Ella, aufzustehen, legte den Arm um ihre Schulter und ging mit ihr weit weg von den Kindern.

»Du lässt dich von so einem Kleinkind vorführen? Schon wieder? Es reicht! Dein Name passt, Petra Hase, denn du bist ein Hasenfuß!«, hörte Ella im Weglaufen Simon sagen. Dann mischten sich auch die anderen Kinder ein und es wurde laut hinter ihnen. Ella sah nicht zurück und schmiegte sich näher an Alex, ihren Retter und Beschützer.

»Danke«, schluchzte Ella. Sie kamen an die Mauer, die das gesamte Gelände begrenzte, und waren somit auch weit genug von den anderen entfernt.

»Bitte«, entgegnete Alex, zog ein Taschentuch aus seiner Hosentasche und hielt es Ella vor die Nase.

»Tut mir leid, ich hab da schon mal reingeschnäuzt.«

Ella wischte sich die Tränen weg. »Wie konntest du nur dieses eklige Zeug schlucken?«

»Ach was. Ich hab als kleines Kind im Sandkasten auch den Kuchen mit Würmern und Erde verziert und dann gegessen. Mein Vater hat mal gesagt, dass man jedes Jahr eh ein Kilo Dreck frisst … in dem Fall machen die paar Gramm auch nichts mehr aus.«

»Aha«, kommentierte Ella.

»Wie geht's dir denn jetzt?«

»Besser«, log sie und schnäuzte sich die Nase.

»Weißt du, Ella. Wir beide müssen zusammenhalten. Jetzt bin ich so was wie dein großer Bruder und nichts und niemand kann uns mehr trennen, nie mehr. Okay?«

Im selben Moment rannte Petra an den beiden vorbei. Sie hörten das Lachen und Spotten der anderen Kinder im Hintergrund und sahen, wie sie Petra Dreck und Würmer hinterherwarfen.

»Hasenfuß, Hasenfuß, Hasenfuß …«

Petra zögerte keinen Augenblick, nahm Anlauf und sprang über die Mauer. Einige Sekunden später quietschten Reifen und Ella hörte einen Schrei.

KAPITEL 4

Forensische Psychiatrie – heute

Dr. Steinhardt sah Ella nachdenklich an. Er runzelte die Stirn, sodass die Falten zwischen seinen Augenbrauen zum Vorschein kamen.
»Wie können Erzieher so mit Schutzbefohlenen umgehen, grausam!« Der Arzt schüttelte fassungslos den Kopf.
Nachdem Ella einige Erlebnisse aus dem Kinderheim berichtet hatte, war alles wieder da, die Wut und Hilflosigkeit, genau wie damals. Als wäre es gerade gestern passiert, dabei war Ella mittlerweile neununddreißig Jahre alt. Es gab Wunden, die niemals heilen würden. Ein Wort, eine Geste oder eine Farbe konnten ein Auslöser, ein Trigger sein und sie wurde in ihren Gefühlen dahin zurück katapultiert, wo ihr größter Albtraum begonnen hatte.

»Einerseits kann ich jetzt fast verstehen, warum Sie das getan haben. Auf der anderen Seite … Wo kämen wir hin, wenn es keine Gerichte gäbe und jeder

Selbstjustiz ausüben würde?«

»Gerichte und Gesetze ...« Ella schüttelte den Kopf. »Natürlich ist es gut, dass es die Justiz gibt, aber wenn Sie, so wie ich das lange getan habe, die Einzelfälle genauer betrachten, dann würden auch Sie an dem ein oder anderen Gesetz Zweifel hegen. Wenn ein Besoffener mit drei Promille eine Radfahrerin zu Tode fährt, dann ist er schuldunfähig und wird zu 5000 Euro Geldstrafe verurteilt. Was ist das für ein Gesetz? Er hat doch freiwillig gesoffen und sich dann ans Steuer gesetzt. Oder was glauben Sie, wie viele Menschen im Gefängnis sitzen, deren Unschuld erst nach Jahren bewiesen wird? Manchmal nur durch einen schnöden Zufall – zum Beispiel, weil der wahre Täter erneut straffällig geworden ist und seine DNA am Tatort hinterlassen hat. Oder was ist mit der Ehefrau, die von ihrem Mann über Jahre hinweg misshandelt und missbraucht wurde? Die sich irgendwann zur Wehr setzt und dafür dann verurteilt wird? Gesetz bedeutet nicht in jedem Fall, dass es auch gerecht ist, oder?«

»Ja, Ella ...«, erwiderte Steinhardt, »Sie mögen in einigen Dingen recht haben und ich merke, dass Sie sich auch lange beruflich und emotional damit auseinandergesetzt haben, aber dieses Thema könnte unendlich lange diskutiert werden und würde uns und vor allen Dingen Sie in ihrer jetzigen Situation kein Stück weiterbringen.«

Als Ella damals ihr Journalismus-Studium absolviert hatte, wäre ihr niemals in den Sinn gekommen, einmal die Perspektive zu wechseln. Genau hier in der

Klinik für forensische Psychiatrie in Emmendingen hatte sie vor einigen Jahren Interviews mit ausgewählten Straftätern führen dürfen. Einmal selbst die andere Seite kennenzulernen, wäre für Ella vor einigen Tagen noch undenkbar gewesen.

»Sie glauben also, dass ich es war, sehen Sie. Es bringt überhaupt nichts, meine Geschichte zu erzählen«, entgegnete Ella lauter als gewollt.

»Wenn Ihnen jemand helfen möchte – und das jetzt mehr denn je – dann ich. Das kann ich Ihnen versprechen.«

»Ich bin doch nur ein Fall für Sie! Für mich als Mensch interessieren Sie sich nicht so viel.« Ella presste Daumen und Zeigefinger fest aufeinander.

Warum hatte man ihr das in die Schuhe schieben wollen? Ella konnte sich nicht daran erinnern, wie sie in jener stürmischen Nacht, blutüberströmt und bewusstlos in das Gewächshaus gekommen war. Es war ihr auch ein Rätsel, warum ihr Fahrzeug vor der Ruine des Kinderheims abgestellt gewesen war. Doch eines konnte sie beteuern: ihre Unschuld! Wo waren Alex, der wichtigste Mensch in ihrem Leben, und Isa, ihre Freundin, abgeblieben? Selbstverständlich würden die beiden Nachforschungen über Ellas plötzliches Verschwinden anstellen. Und wenn sie sich hier schon nach ihr erkundigt hatten … hätte Ella es überhaupt von Dr. Steinhardt erfahren? Meinte der Arzt es wirklich ernst mit ihr? Und wenn, wie konnte er schon helfen? Er war auf seine ganz eigene Art charmant und

verständnisvoll, aber er hatte auch Psychologie studiert. *Lass dich nicht einlullen. Schau nicht auf sein Äußeres, du hast jetzt ganz andere Prioritäten.*
Dr. Steinhardt hielt Ella ein Glas Wasser hin. Sie hatte nicht bemerkt, wie er aufgestanden war, um ihr etwas einzuschenken.

»Hier, Sie haben bestimmt einen trockenen Mund.«
Ella trank dankbar das Wasser in einem Zug aus.

»Haben Sie Alex oder Isa erreichen können?«

»Pfleger Sebastian kümmert sich darum. Sobald er etwas in Erfahrung bringt, meldet er sich bei mir. Um nun noch mal auf Sie zurückzukommen, Ella: Ich kann Ihnen natürlich nichts versprechen, aber wenn Sie mir nicht alles erzählen, haben Sie schon verloren.« *Verloren*, klang es in Ellas Gehörgang nach. Sie hatte schon immer zu den Verlierern gehört, zu denen, die keiner sah. Und wenn einer sie gesehen hatte, dann nur, weil er sich über sie lustig machen wollte, über ihre Figur, das Walross!
Hatte sie denn jemals etwas gewonnen? Ja, das hatte sie. Die Freundschaft zu Alex, ihrem *großen Bruder*, dem einzigen Menschen, der immer zu ihr gestanden hatte. Und Isa …

KAPITEL 5

Noch 8 Tage bis zur Katastrophe

Auf der weißen Dokumentenseite blinkte der Cursor. Seit mehr als einer Stunde mahnte er im gleichen Takt. Ella spitzte den vierten Bleistift an und legte diesen akkurat in die Reihe zurück. Ausgerechnet sie sollte diesen Artikel über die Kleintierzüchter schreiben, nur weil ihre Kollegin im Urlaub war, dabei gab es doch so viel Wichtigeres. Sie wollte an ihrem Buch mit dem Titel Der Täter in dir arbeiten und sich nicht mit Kaninchen – auch wenn diese ganz nett waren – Tauben und deren Züchtern abgeben. Sie zog die Schreibtischlade auf, nahm eine Tafel Traube-Nuss heraus und brach eine Reihe davon ab.

Ein Knall. Ella erschrak. Ihr blieb der letzte Bissen Schokolade fast im Hals stecken. Was war das gewesen? Das Geräusch musste aus dem Keller gekommen sein. Schon als Kind hatte sie nie allein dort hinuntergewollt, um Getränke oder Kartoffeln zu holen, wie es ihr von ihrer Mutter aufgetragen worden war. Heute wusste sie, dass die gruseligen Geräusche von damals lediglich der Kamin verursachte, durch den der Wind pfiff. Doch nach den Erlebnissen im Kinderheim betrat sie den Keller nur in Begleitung oder in Notfällen. War dies ein Notfall? Es konnte auch eine ganz einfache Erklärung geben. Max, ihr dreibeiniger Kater, der sich ab und zu da unten aufhielt, konnte etwas umgeworfen haben. Ella stand auf und ging am grauen, offenen Büroschrank vorbei zur Zimmertür. Vorsichtig stieg sie über die dicken Berberläufer im Flur, an der modernen Garderobe aus poliertem Chrom vorbei, hielt am Treppenabsatz inne und horchte. Nichts. Vielleicht hatte sie sich getäuscht. Gerade, als sie sich dazu entschieden hatte, wieder zurück in ihr heimisches Büro zu gehen, knallte es erneut. Lauter als zuvor, als wenn eine Tür mit Wucht zugeschlagen worden wäre. Ella zuckte wieder zusammen. Die Knie zitterten und sie suchte nach weiteren logischen Erklärungen, während sie sich wieder zur Kellertreppe wandte.

Sie drückte auf den Lichtschalter und war froh, dass der helle Strahler funktionierte. Wenn sie schon in den Keller gehen musste, dann wollte sie auch alles im Blick haben. Langsam stieg sie Stufe für Stufe die Treppe hinunter und hielt sich dabei am schmiedeeisernen Geländer fest. *Warum schleiche ich denn so? Wenn da unten einer ist, dann weiß der ja auch, dass ich da bin. Ach was, beruhige dich, da ist nichts. Aber woher kam dann der Knall?*

»Max?«, flüsterte Ella. *Blödsinn. Ein flüsterndes Rufen? Was für ein Quatsch. Reiß dich zusammen!*

»Max«, rief Ella jetzt laut und deutlich. Sie hielt inne und horchte. Nichts. *Was erwarte ich denn? Soll er zurückrufen: "Hallo Frauchen, hier bin ich"? Quatsch!* Auch wenn sie ob ihrer Gedanken flüchtig grinsen musste, so war ihre Angst in der nächsten Sekunde wieder so präsent wie zuvor.

Ella hatte die letzte Stufe überwunden. Könnte eine durchgeknallte Sicherung, womöglich für die Küche oder einen anderen separat abgesicherten Raum, so laut gewesen sein? Am Ende des schmalen Ganges war der Sicherungskasten. Ella zog die Tür auf und kontrollierte die Schalter. Sie waren alle in der korrekten Stellung. *Okay, soll mich das jetzt beruhigen oder eher nicht? Ich muss durch die Tür in den großen Kellerraum. Muss ich? Ja, stell dich nicht so an.* Im Keller waren fünf Türen, vier davon geschlossen. Sie ging am Heizungsraum, der links von ihr war, und an den anderen vorbei geradeaus an die Stirnseite zum großen Kellerraum, dessen Tür einen Spalt geöffnet war.

Einige Minuten verharrte Ellas Hand reglos auf dem Türgriff. Ihr Herz raste. Der Magen zog sich zusammen. Lieber wäre sie wieder nach oben gegangen und hätte sich selbst mit fadenscheinigen Ausreden beruhigt. Es nutzte nichts, hier bewegungslos herumzustehen. Sie atmete tief ein und wieder aus. Behutsam griff sie durch den Spalt, um den Lichtschalter zu suchen. Dann stieß sie mit einem Ruck die Tür komplett auf. Fast wie in Zeitlupe betrachtete sie den Raum. Nichts! An der linken Wand stand der antike Schrank ihrer Großeltern. Rechts die Regale, in denen ihre Mutter damals Konserven aufbewahrt hatte. In der Ecke lehnte der ramponierte, alte Kratzbaum von Max und gegenüber war das Kellerfenster geöffnet. Von dem alten Kater war allerdings nichts zu sehen. Ella atmete auf. *Moment mal.* Ella ging zum Fenster und stellte sich auf die Zehenspitzen ... Stiche! Als würden glühende Nägel in ihre Schulter und den Nacken gehämmert. Sie versuchte, sich umzudrehen, verlor die Balance und stürzte zu Boden.

Ella öffnete die Augen. Sie musste für einen Moment das Bewusstsein verloren haben. Wahrscheinlich hatte sie sich unglücklich den Kopf gestoßen. Sie griff sich in den Nacken. Blut. *Was zum Teufel ...?* Schockiert sah sie sich um. Da war niemand. *Das gibt es doch nicht.* Mit aufgestelltem Schwanz und einem freundlichen »Mau« kam ihr Max aus der alten Kratzbaumhöhle entgegen. *Nö jetzt, oder? Max.*

»Na, komm her, du Racker. Hast mich ganz schön gekratzt. Von hier unten ist das Fenster wohl zu hoch für dich, was?« Während Ella den Kater liebevoll kraulte, überlegte sie, warum das Kellerfenster offenstand. Sie war seit einigen Monaten nicht mehr in diesem Raum gewesen. Ella schüttelte den Kopf, stand auf und schloss das Fenster.

»Komm her, Max.« Sie nahm den Kater auf den Arm und verließ den Kellerraum. Das Klingeln an der Haustür unterbrach ihre Gedanken und sie eilte nach oben. Einerseits war sie froh, dass sie nicht die anderen Räume da unten hatte absuchen müssen, auf der anderen Seite blieb ein ungutes Gefühl. Wodurch waren die Geräusche verursacht worden? War das Fenster gegen den Mauervorsprung geknallt, als Max vergeblich versucht hatte, hinauszuspringen, oder befand sich noch jemand anderes im Keller?

»Hast du ein Gespenst gesehen?«, fragte Isa, die Nachbarin, als Ella die Haustür geöffnet hatte.

»Na ja, so was Ähnliches«, stammelte Ella und setzte Max auf dem Boden ab, der sofort in den Garten lief.

»Hast du Kaffee für mich?« Isa hielt eine große Dose hoch, auf der Kaffeebohnen abgebildet waren. »Hallo, hörst du mich oder träumst du?«

Ella saß der Schreck immer noch in den Gliedern. Die Gedanken, dass sich gerade jetzt jemand unbefugt in ihrem Haus aufhalten könnte, ließ sie nicht los.

»Entschuldige, Isa, komm doch rein. Klar kann ich dir welchen geben.« Die Nachbarin folgte Ella in die Küche. Isa war nicht ganz so groß wie Ella. Schätzungsweise einen Meter siebzig, aber im Gegensatz zu Ella war sie schlank wie eine Tanne und sehr sportlich. Gleich, als sich Isa vor einigen Wochen als neue Nachbarin der Doppelhaushälfte bei ihr vorgestellt hatte, war Ella von ihr begutachtet worden. Es war Isa ins Gesicht geschrieben gewesen, was sie von Ellas äußerer Erscheinung gehalten hatte. Ella war bereits auf diese Blicke sensibilisiert, die nicht nur von oben nach unten wanderten, sondern auch immer von rechts nach links. Kein Wunder, schließlich gab es allerhand an ihr zu betrachten. Doch mittlerweile hatte sich eine Freundschaft zu Isa entwickelt.

»Soll ich uns auch schnell ein Käffchen kochen, oder hast du keine Zeit?«, bot Ella an.

»Ich hatte gehofft, dass du das fragst«, erwiderte Isa grinsend und setzte sich an den Küchentisch.

Die Designer-Einbauküche spiegelte. Ella hatte sich nach dem Antritt ihres Erbes neu eingerichtet und nur wenige, ausgesuchte Möbelstücke als Erinnerung an ihre Eltern und Großeltern in die moderne Inneneinrichtung integriert.

»Ich weiß, das sage ich jedes Mal, wenn ich bei dir bin, aber das ist und bleibt einfach eine geile Küche.«

»Danke«, antwortete Ella und stellte zwei Tassen unter den Ausgießer des Kaffeevollautomaten. »Cappuccino, Kaffee Crema, Espresso oder Latte?«

»Wie immer, einfach nur Kaffee, schwarz.«

»Okay.« Ella betätigte die Tasten. Sie öffnete den Hängeschrank, nahm einen Teller und kippte einige ihrer Lieblingskekse aus der Schachtel darauf.

»Ähm, für mich nicht, danke«, kommentierte Isa von der Eckbank aus. Ella verdrehte die Augen. Das war klar. Gerade diese Sprüche kamen immer von den Schlanken und auch immer mit besonderer Betonung in ihrer Gegenwart.

»Ich möchte mich ja nicht zu weit aus dem Fenster lehnen ...« *Dann lass es!* »... aber ich als deine Freundin darf das bestimmt sagen ... « *Lass es!* »Es gibt da so Studien, die nachgewiesen haben, wie schlecht sich Zucker, Weißmehl und vor allen Dingen Schokolade auf unsere Gesundheit auswirken. Weißt du denn überhaupt, wie viel Zucker, also schlechte Kohlenhydrate, und Fett in diesen Keksen stecken?« *Ja, zum Kuckuck, ich kann lesen und Schokolade in Verbindung mit Keksen ist 'ne geile Mischung, vor allem zum Käffchen.* Ella kommentierte nicht. Sie stellte die zwei Tassen auf den Tisch und setzte sich Isa gegenüber. Der mit schwarzem Leder bezogene Stuhl ächzte unter Ellas Gewicht.

»Danke! Weißt du, Ella, du hast so ein hübsches Gesicht…« *Oh ja, ich weiß. Hübsches Gesicht, wenn der fette Körper nicht wäre.* Es brodelte in Ella. Sie wies Isa schließlich auch nicht auf ihre Schönheitsfehler hin. Auf die viel zu übertriebene Schminke, ihren leichten Silberblick oder darauf, dass ihre langen brünetten Haare dringend einen Friseurbesuch benötigten. Warum auch. Viel wichtiger als die äußere Erscheinung eines Menschen war doch sein Herz. Nein, sie würde jetzt keine Diskussion beginnen, denn Ella war trotz allem froh, momentan nicht alleine zu sein. Eventuell konnte sie Isa auch davon überzeugen, sie in den Keller zu begleiten, aber dazu brauchte sie einen plausiblen Grund.

»Ich könnte dir helfen, wenn du willst. Du weißt doch, dass ich zweimal die Woche als Fitnesstrainerin im Studio um die Ecke arbeite. Wie wäre es, wenn du zum Training kommst?« *Hupfdohle? Du willst doch nur sehen, wie ein Nilpferd schwabbelnd zu den Zumba-Rhythmen für allgemeine Belustigung sorgt.* Ella schob – fast schon als Provokation – einen der Schokokekse genüsslich in den Mund.

»Ich hab schon alles versucht«, sagte sie mit Krümeln im Mund.

»Aber das bestimmt noch nicht.« Isa griff in ihre Tasche, holte einen runden Plastikbehälter mit Schraubverschluss hervor und stellte ihn auf den Küchentisch. Ella trank den letzten Schluck Kaffee und fragte dann: »Was ist das?«

»Das Geheimnis der Hollywoodstars. Du kannst weiter essen wie bisher, obwohl ich das nicht gutheißen kann, aber egal. Du kannst bis zu zehn Kilo im ersten Monat abnehmen, ohne Sport … Obwohl. Es wäre ratsam, wenn du auch Sport machst, denn sonst nimmst du zu viel Muskelmasse ab und das ist dann wiederum nicht gut.« Isa hob ihr die Pillenflasche demonstrativ vor die Nase. Ella kam sich vor, als sei sie live in einem Shoppingkanal. *Nur noch fünf Stück auf Lager, greifen Sie zu, nur solange der Vorrat reicht.*

Was hatte Ella schon alles ausprobiert, um abzunehmen. Von Kalorienzählen bis zur Paleo-Diät war alles dabei gewesen. Sport bis zum Exzess und Nulldiät bis zum Kreislaufkollaps. Sie hatte zwar abgenommen, aber die Kilos kamen schneller zurück, als sie verschwunden waren. Sollte es wirklich so einfach sein? Gab es tatsächlich ein Wundermittel? Gäbe es eines, hätte sie als Journalistin bestimmt als eine der Ersten davon erfahren. Auch frei verkäufliche Mittel hatte Ella schon ausprobiert. Trotzdem – wenn es nur einen Funken Hoffnung gäbe, schlank zu sein, würde sie die Vernunft schon mal beiseiteschieben.

Ella nahm das bauchige Plastikfläschchen in die Hand und drehte es so, dass sie den Aufkleber begutachten konnte.

»Was genau ist da drin und wie soll das funktionieren?«, fragte Ella.

»Keine Angst, das ist in den USA der Renner und schon länger auf dem Markt. Da sind nur gesunde Sachen drin, die das Körperfett zum Schmelzen bringen. Ich nehme das Zeug selbst seit drei Monaten. Ich hatte auch mal 20 Kilo mehr auf den Hüften«, erklärte Isa.

»Echt? Du?«

»Ja, echt. Ich kann dir Fotos zeigen von damals. Wirklich krass, deshalb kann ich mich auch gut in dich hineinversetzen.« *Okay, dann nehme ich fast alles zurück, was ich vorhin gedacht habe.*

»Ich habe noch ein altes Ergometer im Keller. Mit dem könnte ich das Training doch schon mal beginnen, was meinst du, Isa?«, fragte Ella.

»Tolle Idee. Komm, wir holen das Ding gleich hoch und stellen es ins Wohnzimmer, du hast ja genügend Platz dafür.«

Außer dem alten Stepper hatten sie nichts Auffälliges im Keller entdecken können, daher war es für Ella klar gewesen, dass der Knall durch den Kater verursacht worden war, der vergeblich versucht hatte, durch das geöffnete Fenster zu springen.

KAPITEL 6

Noch sechs Tage bis zur Katastrophe

Ella stieg dreimal auf die sonst so verhasste Badezimmerwaage. Acht Kilo in nur zwei Tagen! Sie war fassungslos. So hielten also die Hollywood-Größen ihre elfenhaften Figuren. Den Beipackzettel hatte sie überflogen und selbstverständlich nach den Inhaltsstoffen gegoogelt. Neben Koffein, Ananas- und Spargelextrakten waren noch zwei chemische Wirkstoffe enthalten, die allerdings nur geringfügige Nebenwirkungen auslösen konnten. Aber was interessierten sie eventuelle Risiken. Die waren bestimmt nicht so schwerwiegend wie sie. Einhundertfünfunddreißig Kilo auf ein Meter sechsundsiebzig verteilt. So weit war es mit ihr gekommen. Sie musste essen, wenn sie Stress hatte, traurig oder fröhlich war – also immer.

Die Pillenflasche ließ sich durch den kindersicheren

Verschluss schwer öffnen. Ella schüttelte zwei der orangefarbenen, länglichen Kapseln auf ihre Handfläche und schluckte sie ohne Wasser hinunter. Wenn Isa es geschafft hatte, zwanzig Kilo abzunehmen – ohne Nebenwirkungen – so würde Ella dies um ein Vielfaches toppen. Endlich schlank zu sein, das war einer ihrer größten Wünsche. Nach außen hin gab sie sich meist selbstbewusst, doch wie angegriffen ihre Seele war, wusste niemand. Mitten in der Stadt, mitten in der Öffentlichkeit in ein belegtes Brötchen beißen? Undenkbar! Sie konnte jetzt noch das Getuschel hören: »Schau nur, die Fette muss alles in sich hineinstopfen, kein Wunder, dass sie so aussieht.« Während sich Kollegen nach der Arbeit in der Eisdiele die größten Becher bestellten, trank Ella ein Mineralwasser und überlegte, wie sie unbeschadet aus den engen Stühlen aufstehen sollte, ohne aufzufallen. Damit war jetzt ein für alle Mal Schluss. Isas Wunderpillen waren ihre Rettung gewesen.

Ella ging ins Schlafzimmer und öffnete die Schwebetüren ihres Kleiderschranks. Acht Kilo waren bestimmt eine Kleidergröße weniger. Weit hinten in einem der Regalbretter fand sie T-Shirts in der Größe 50, also eine Nummer kleiner als die Zelte, die Ella im Augenblick trug. Sie zog eines davon an und stellte sich vor den Spiegel. Hier und da schmiegte sich das Shirt noch an, aber wenn weitere fünf Kilo schmolzen, so stünde einer neuen Größenauswahl nichts mehr im Wege. Ella jubelte innerlich, schüttelte weitere Kapseln aus der Pillenflasche und schluckte sie

hinunter. *Eigentlich sollte ich nur sechs Stück am Tag … mmhhh, mehr Kapseln, weniger Gewicht.*
Zufrieden mit ihrem bisherigen Erfolg ging sie in ihren Büroraum, zurück an ihre Arbeit. Ella konnte sich wieder auf ihr Buch konzentrieren. Es fehlten nur wenige Kapitel, bis sie das Manuskript an den Verlag aushändigen konnte. Doch die letzten waren die schwersten. Ella hatte immer das Gefühl, dass sie etwas Gravierendes vergessen hatte, doch was, konnte sie nicht sagen.
Während des Schreibens sah sie gedankenverloren zum Fenster hinaus. Der Blick in ihren Garten mit dem alten Apfelbaum, unter dem die von ihrem Vater selbst geschnitzte Holzbank stand, beruhigte sie. Der Forsythienstrauch nahe der hohen Hecke setzte bereits erste Blüten an und die Rosen ihrer Mutter waren bereit für den Frühjahrsanschnitt.
Es war die Umgebung. Ella wusste genau in diesem Moment, dass sie die letzten Kapitel in einem ganz anderen Umfeld schreiben musste. Genau da, wo die Emotionen wieder hochkrochen wie schleimige Würmer, die sich mit Dreck und Sand behaftet an ihren Füßen entlang bis zu ihrem Gehirn hangelten und eine dickflüssige Spur hinterließen. Die letzten Seiten hatte Ella ganz bewusst ihrem Ursprung gewidmet, der sie zu dem Menschen geformt hatte, der sie heute war.
Ein Schatten. Ella zuckte zusammen. Da huschte jemand durch ihren Garten und direkt an ihrem Bürofenster vorbei. Die Haustür war von der Straße aus zu erreichen, keiner musste durch ihren Garten gehen.

Ella kannte alle alteingesessenen Einwohner des kleinen Dreisamtäler Ortes Kirchzarten bei Freiburg, von denen war es keiner gewesen. Sie stand auf, ging ans Fenster, schob die Gardine etwas zur Seite und sah hinaus. Nichts bewegte sich, bis auf die Meisen, die sich im Vogelhaus ihr Frühstück schmecken ließen. Hatte sie die Terrassentür abgesperrt? Waren alle Fenster verschlossen?
Sie eilte ins Wohnzimmer und kontrollierte die Terrassentür. Verschlossen. *Beruhig dich. Vielleicht war es auch eines der Kinder in der Nachbarschaft gewesen. Eventuell haben sie nur einen Ball geholt, der beim Spielen über die Hecke geflogen ist. Quatsch, der Schatten war viel zu groß für ein Kind.*
Ellas Herz raste. Bis auf das gekippte Küchenfenster waren alle anderen geschlossen. Sie schlich über die Berberteppiche im Flur zur Haustür. Durch den Türspion war nichts Auffallendes zu erkennen. *Stell dich nicht so an und schau nach.* Beherzt drückte Ella die Klinke nach unten und zog die Tür auf. Da war niemand. Sie ging hinaus und stieg die fünf Stufen hinunter. Auf der Straße spielten Nachbarskinder. Sie hatten mit Kreide große Quadrate auf den Boden gemalt und sprangen auf einem Bein darüber. *Osterferien!* Auf der gegenüberliegenden Seite war Frau Stockmeier, die gerade mit Lockenwicklern im Haar und im Bademantel ihre Zeitung aus dem Briefkasten zog. Ella grüßte, drehte sich um und schüttelte den Kopf.
Sie stieg die fünf Stufen wieder nach oben. Eine Hand, so schwer wie Blei, drückte Ellas Schulter nach unten. Sie spürte den Puls in ihrer Halsschlagader. *Was zum*

Teufel! Noch bevor sie sich umdrehen oder Frau Stockmeier zu Hilfe rufen konnte, bekam sie einen heftigen Schubs von hinten und landete unsanft im Flur auf dem Fußboden.

»Pssst, 'tschuldigung«, zischte eine fremde Stimme. Ella nahm allen Mut zusammen, stand auf und drehte sich zu ihrem Angreifer um.

»Was zur Hölle ...«, schrie sie, bevor ihr der Mund zugehalten wurde.

»Psssst, 'tschuldigung. Ich wollte Sie nicht so erschrecken, dass Sie hinfallen. Bitte nicht schreien.«

KAPITEL 7

Vor vielen Jahren

Es war kalt. Eiskalt. Nur mit einem dünnen Nachthemd bekleidet und barfuß stand Ella auf dem polierten Linoleumboden. Schätzungsweise war der Gang, von dem die Türen der Schlafsäle abgingen, dreißig Meter lang. Am Ende sah Ella ein hohes vergittertes Doppelfenster. Alle Türen waren geschlossen. Allein. Einsam. Noch nie in ihrem Leben hatte sie sich so einsam gefühlt wie in dieser Nacht. Stillstehen. »Keine Bewegung«, hatte Fräulein Küpper gesagt. »Du bleibst genau hier stehen, bis ich wiederkomme.« Ella musste dringend zur Toilette, die sich am anderen Ende des Flures befand. Sie presste ihre Oberschenkel fest zusammen. Eventuell konnte sie so das Unglück verhindern.
Im Kinderheim wurden nur einzelne Räume beheizt, doch niemals der vier Meter hohe Flur. Ella sah zum Fenster. Schnee. Eiskalt! Ablenkung! »Ihr Kinderlein kommet, oh kommet doch all, zur Krippe her kom-

met...«, sang sie leise vor sich hin. Ihre Stimme schwankte. Weihnachten, ein Fest der Familie. » ... in Betlehems Stall.« Der Fußboden wurde benetzt, doch nicht durch Urin, sondern durch Ellas Tränen. Weihnachten, das Fest der Liebe, hatte Papa gesagt. Das ganze Haus roch wunderbar nach frisch gebackenen Plätzchen. Im Wohnzimmer stand der große Teller mit Mandarinen und Nüssen. Neben dem Teller wartete der hölzerne Nussknacker, der so alt war, dass kaum noch Haare seitlich unter dem Hut zu sehen waren, auf Arbeit. » ... und seht, was in dieser hochheiligen Nacht der Vater ...« *Papa.* An Heiligabend gab es badisches Schäufele mit Kartoffelsalat und Sonnenwirbele. Papa sagte immer: »Ohne Schäufele kein Weihnachten.« Der Weihnachtsbaum. Er war mit bunten, glänzenden Kugeln, Glöckchen, Engelshaar, Süßigkeiten und Kerzen geschmückt. Die Spitze war ein goldener Stern. »Das ist die Krönung des Baumes, komm, mein Schatz, den darfst du aufstecken«, hatte Papa gesagt und Ella hochgehoben.

Ein Erdbeben schüttelte Ella durch. Ihr verwundetes Herz platzte auf und jede ihrer Tränen symbolisierte einen Blutstropfen in ihrer Brust. *Mama, Papa!* Schreien! Sie würde so gerne laut losschreien, den Schmerz herausbrüllen, der ihren Brustkorb zu sprengen drohte.

Ella hatte das Gefühl, dass der Linoleumboden gefroren war. Sie konnte die Eiskristalle schon sehen. Wie in einem Spiel, das sie von ihren Eltern zu Weihnachten bekommen hatte, setzten sich die Kristalle vor ihren Augen immer wieder zu neuen Bildern zusammen. Sie schlang die Arme um sich, doch auch die waren kalt und vermochten sie nicht zu wärmen. Ellas Unterbauch krampfte. Wenn sie nicht gleich auf die Toilette gehen konnte, würde sie die Katastrophe nicht verhindern können. Sie beugte sich nach vorne und hielt ihren Bauch. *Oh Gott, das tut weh!* Entweder sie würde auf Fräulein Küpper hören, hier stehenbleiben und auf den Boden pinkeln oder zur Toilette gehen. So oder so, es war egal. Weiterer Ärger war sicher. Ella rannte über den Flur bis zur Toilettentür. Doch bevor sie die Tür öffnen konnte, lief die warme Brühe ihre Oberschenkel hinab und klatschte auf den Boden.

»Was hab ich zu dir gesagt …?« Fräulein Küpper war außer sich.

»Du solltest doch genau … igitt, was ist denn das für eine Sauerei.« Küpper ging mit großen bedrohlichen Schritten auf Ella zu. Das Klatschen der Ohrfeige hallte durch den Flur.

»Aua.«

»Das hast du doch extra gemacht, du kleines verzogenes Gör.«

Ella schüttelte den Kopf. »Nein das hab ich nicht. Ich hab doch gesagt, dass ich auf die Toilette muss«, schluchzte sie und duckte sich.

»Auch noch widersprechen, na, dir werd ich geben.«

Eine der Schlafsaaltüren wurde geöffnet.

»Was ist denn hier los?«, fragte Frank, einer der

Großen.

»Nichts, geh wieder ins Bett«, fauchte Küpper. Frank kam unbeirrt auf Ella und die Erzieherin zu, als hätte er die Aufforderung nicht verstanden.

»Hast du nicht gehört, was ich gesagt habe?«

Frank sah zur Pfütze unter Ella »Oha«, lachte er, »Schöne Bescherung ... haha, wie passend.«

»Geh sofort ins Bett, sonst bekommst du auch gleich eine Bescherung«, drohte Küpper. Frank, der mit seinen sechzehn Jahren die Erzieherin schon um einen Kopf überragte, baute sich vor ihr auf. Er legte seinen Daumen auf den Zeigefinger und flüsterte: »Ohne Direx im Nacken bist du nur so winzig mit Hut.«

»Na warte. Dieser Vorfall wird sofort morgen gemeldet. Und du, kleines Gör. Putz die Sauerei da weg und geh ins Bett.« Küpper drehte auf dem Absatz um und ging zur Tür hinaus.

»Danke«, flüsterte Ella tränenüberströmt.

»Nichts zu danken. Dieser blöden Kuh wollte ich schon lange mal zeigen, wo der Hammer hängt.«

»Aber morgen bekommst du Ärger«, schluchzte Ella.

»Egal, das war es wert. Also putz die Pfütze weg, geh dich waschen und dann ins Bett.«

»Ja.«

Als Frank auf dem Weg zum Schlafsaal war, drehte er sich noch mal um.

»Hey, Kleine ...«

»Ja?«

»Und erzähl bloß keinem der anderen Kinder, dass

ich dir geholfen habe.«

»Nein, bestimmt nicht«, versprach Ella und ging ins Badezimmer.

KAPITEL 8

Noch sechs Tage bis zur Katastrophe

Der Mann war mindestens zwei Meter groß, dunkel gekleidet und trug eine Baseballmütze. Ella sah in zwei große braune Augen.

»Was zur Hölle …«, wiederholte Ella, als der Fremde seine Hand von ihrem Mund genommen hatte.

»Nicht schreien, ich tu Ihnen nichts.«

»Wer sind Sie und was wollen Sie von mir?« Ella war der Schreck in den Magen gefahren, er zog sich zusammen und ihr wurde übel. Der Fremde wirkte, obwohl er sie quasi überfallen hatte, nicht bedrohlich, eher verschüchtert. Er nahm die Mütze vom Kopf. Darunter kam sein schütteres, dunkles Haar zum Vorschein, das an den Schläfen bereits mit grauen Strähnen durchzogen war. Ella schätzte den Mann auf etwa Mitte vierzig.

»Darf ich reinkommen?«

»Sie sind doch schon drin.«

»Ähm ja. Tschuldigung. Ich wollte Sie wirklich nicht erschrecken. Mein Name ist Kaufmann. Wir kennen uns.«

»Ich kenne Sie nicht, Herr Kaufmann. Bitte verlassen Sie sofort mein Haus oder ich rufe die Polizei«, sagte Ella mit fester Stimme. *Wenn er doch endlich gehen würde.* Irgendwie fühlte sie tatsächlich, dass sie diesen Mann kannte. Wo sie ihn hingegen einordnen sollte, wusste sie nicht.

»Keine Polizei, bitte. Ich brauche nur ein paar Minuten und dann verschwinde ich wieder, versprochen.« Ella war hin und her gerissen. Sie war neugierig, wer der Fremde war, woher sie sich kannten und was er genau von ihr wollte. Auf der anderen Seite brauchte sie dringend einen Kamillentee und wollte sich mit einer Wärmflasche aufs Sofa legen.

»Okay aber nur ein paar Minuten«, hörte sie sich sagen. »Kommen Sie ins Wohnzimmer.« *Bin ich bescheuert?*

Ella setzte sich ihm gegenüber auf die Couch und fragte erneut: »Wer sind Sie genau und woher kennen Sie mich?«

»Wie ich bereits erwähnt habe. Mein Name ist Kaufmann, Frank Kaufmann … klingelt's?«

Ella starrte ihn fragend an.

»Ähm, nein, warum sollte es? Der Name sagt mir nichts.«

»Frank!«

»Hab ich schon verstanden … und?«

»Okay, ist wohl schon zu lange her … na ja, um genau zu sein, fast dreißig Jahre.« Ella überlegte. Vor dreißig Jahren war sie im Kinderheim gewesen. *Frank?*

»Frank … du warst einer der Großen, ja?«

»*Einer der Großen* ist gut.« Er machte eine typische Handbewegung, die auf seine Körpergröße hinwies. »Weißt du … ich darf doch jetzt *du* sagen, oder?« Ohne ihre Antwort abzuwarten, redete er weiter: »Weißt du noch, damals im Flur, als du auf den Boden …«

»Ja, weiß ich noch, und das, was du mir danach angetan hast, auch. Was willst du jetzt von mir?«, unterbrach Ella. Sie wurde nicht gern an ihre Heimzeit erinnert. Sie war froh gewesen, als sie dieses Kapitel in ihrem Leben hatte hinter sich lassen können. Viele Jahre war sie genau aus diesem Grund in Therapie gewesen und die Antidepressiva, die sie heute noch einnehmen musste, waren ein lästiges Überbleibsel. Alte Wunden aufzureißen, war nicht gut. Als würde man auf dem Kraterrand eines vermeintlich schlafenden Vulkans stehen und auf einmal beobachten, wie sich die Lava langsam nach oben schob. Der Schlund würde sich verengen. Und nachdem der Schmelzfluss seine Farbe in ein dreckiges, dunkles Rot geändert hatte, würde die glühende Masse alles unter sich begraben.

»Entschuldige, Ella, das tut mir heute noch sehr leid, was damals alles passiert ist, aber …«

»Warte mal. Ich bin gleich wieder da. Möchtest du auch einen Kamillentee?«, unterbrach Ella.

»Kamillentee? Kaffee wäre mir lieber, wenn du einen hast.«

Ella hatte genau zwölf Teetassen, zwölf kleine Kaffeetassen und genauso viele große Kaffeetassen im Küchenschrank. Warum brauchte sie so viele gleiche Tassen? Niemals würde sie von so vielen Menschen gleichzeitig besucht werden, und davon mal abgesehen würden auch nicht alle Kaffee oder Tee trinken. Sie füllte den Wasserkocher und drückte auf Power. Nachdem sie eine große Kaffeetasse unter den Ausgießer des Kaffeevollautomaten platziert hatte, huschte der flüchtige Gedanke an Kekse durch ihren Kopf. Doch momentan wurde ihr selbst von dem Gedanken an Essbares übel. Ob sie sich einen Virus eingefangen hatte? Es drehte sich alles. Vor ihren Augen flogen der brodelnde Wasserkocher und die Kaffeemaschine vorbei. Im letzten Moment krallte sie sich am Tresen fest. Sie beugte sich vornüber und lehnte ihre Arme auf die Arbeitsplatte. *Okay, okay, langsam. Tief Luft holen und sich auf einen Punkt konzentrieren. Ein- und ausatmen, ein und aus …*

»Kann ich dir was helfen?«, schallte es aus dem Wohnzimmer. *Ja, halte mal dieses Scheiß-Karussell an.*

»Nö, ich komm gleich.« *Aber nur, wenn das Ding stoppt. Ein und aus …* genauso schnell, wie der Schwindel gekommen war, war er jetzt wieder verschwunden. Auch die Magenkrämpfe hatten sich verabschiedet. Ella stellte den Wasserkocher ab und platzierte eine zweite Tasse unter den Kaffeevollautomaten. *Wer braucht schon Kamillentee?*

»Kaffee schwarz, Milch, Zucker?«

»Schwarz, bitte.« *Boah, jetzt bewirte ich den auch noch, als wäre er ein guter Freund … obwohl. Er hat mir damals geholfen … und dafür beim nächsten Treffen alles wieder zunichtegemacht, der Arsch! Hätte ich nicht diese blöden Bauchkrämpfe gehabt, würde Frank jetzt bestimmt nicht in meinem Wohnzimmer sitzen.*

»Kekse?«, hörte sich Ella rufen. *Also jetzt zweifle ich an meinem Verstand, auch noch Kekse anbieten.* Ella schüttelte den Kopf.

»Gerne.«

Ella stellte das Tablett auf dem Wohnzimmertisch ab. Die Kaffeelöffel klapperten. Als Frank nach einer Tasse greifen wollte, hob Ella die Hand. »Moment.« Sie ging zu der weißen Vitrine, zog die Schublade auf und holte zwei Untersetzer heraus. »So, jetzt kannst du deine Tasse da draufstellen«, sagte Ella, während sie Frank einen davon auf den Tisch legte.

»Wolltest du nicht Kamillentee?«

»Egal«, erwiderte sie schroff und griff nach einem der Schokokekse. »Jetzt mach's kurz und sag, was du willst, ich habe keine Zeit.« *Unhöflich. Aber der Überfall war ja auch nicht gerade der Gipfel der Freundlichkeit.* Frank rührte in seiner Tasse. *Was muss er denn verrühren? Schwarz, schwärzer, tiefschwarz?*

»Aaaaalso«, setzte Frank an, »du kannst dich doch noch bestimmt an die Küpper erinnern. Als du damals auf den Boden …«

»Ja, verflixt. Ich erinnere mich. Was ist mit der?«

»Na ja, die ist tot.«

»Okay. Sollte mich das jetzt in irgendeiner Art tangieren? Deshalb kommst du zu mir? Ganz ehrlich, das ist mir so egal, wie wenn in China ein Sack Reis umfällt.« In Ella brodelte es. Allein, wenn sie die Namen der ehemaligen Erzieher hörte, war es, als würde der Vulkan wieder ausbrechen. Sie konnte bereits Rauchschwaden am Horizont erkennen.

»Ja, das kann ich verstehen, das wäre mir auch wurst, aber …« Er nahm sich einen Keks. »Das Problem ist …«, sagte er mit vollem Mund.

»Wie bitte?«

»Tschuldigung. Also, das Problem ist, dass sie nicht eines natürlichen Todes gestorben ist.«

»Sondern?«

»Sie wurde ermordet.«

»Aha. Aber was hat das nun mit mir zu tun?«

»Aaaalsooo …« *Mensch Junge, spuck's endlich aus.* »Sie wurde zuerst gefoltert. Die Polizei sagte etwas von Metzgermessern und Werkzeugen und von einer Schweinehälfte, die fachmännisch in Einzelteile zerlegt und fein säuberlich aufgehängt wurde.« Als Frank nach dem nächsten Schokokeks griff, sprang Ella auf und rannte zur Toilette.

»Oh Mann, du siehst ja aus, als wäre dir ein Gespenst begegnet«, sagte Frank, nachdem Ella wieder ins Wohnzimmer gekommen war.

»Ist ja auch kein Wunder, oder?« *Messer, Metzgerwerkzeug, eine Schweinehälfte. Alex?? Nein!!*

»Ja, klar, tut mir leid.«

»Trotzdem, was hat das Ganze nun mit dir und vor allen Dingen mit mir zu tun?«

»Aaaaalso.« *Noch ein* Aaaalso *und ich flippe komplett aus.* »Die Küpper lebte ziemlich zurückgezogen in einer großen Wohnanlage in Freiburg. Nämlich genau da, wo ich als Hausmeister arbeite. Nachdem die Polizei natürlich das komplette Umfeld überprüft hatte, konnten sie irgendwann die Verbindung zu mir als ehemaligem Heimkind und ihr als Erzieherin herstellen. Das heißt, die überprüfen bestimmt alle, auch dich und Alex, der eine Metzgerei hat, nicht wahr?«

»Die denken, dass es einer von ihren ehemaligen Schützlingen war?«

»Ja«, bestätigte Frank. »Ich wusste nicht mal, dass die Küpper dort wohnt. Ich arbeite da erst seit einer Woche als Hausmeister … und überhaupt, nach dreißig Jahren?« Frank sah Ella mit Tränen in den Augen an. »Es macht mir zwar nichts aus, dass die Alte tot ist, aber … bist du immer noch mit Alex befreundet?«

»Ja, klar.«

»Alex hat eine Metzgerei und die Küpper war damals seine Erzieherin. Du bist Journalistin, ich hab schon einige Artikel von dir in der Zeitung gelesen über die Straftäter in der Forensik. Du kennst dich aus.«

Ella war fassungslos. Hätte Alex oder einer ihrer damaligen Mitbewohner so ein grausames Verbrechen begehen können? *Alex? Niemals!* Und wenn, warum nach dreißig Jahren? Ihr drehte sich der Kopf.

»Ich verstehe nicht, wie ich helfen könnte.« Frank sah auf den Boden und druckste herum.

»Du hattest Glück, dass dich deine Tante damals mit zwölf oder dreizehn abgeholt hat …«

»Mit zwölf, aber drei Jahre Heimaufenthalt, vor allen Dingen in diesem Horrorladen, haben mir auch gereicht.«

»Ja, eben. Es wurde ja nicht besser, eher schlimmer. Diejenigen, mit denen ich heute noch Kontakt habe, sind alle in Therapie und nehmen Psychopharmaka.« *Ich auch.* »Sie haben ihr Leben zwar irgendwie in den Griff bekommen, aber … na ja, eben nur irgendwie. Ich würde gerne ein Treffen organisieren mit einigen ehemaligen Heimbewohnern. Unterhalte dich mit ihnen und schreib einen Bericht, mach es öffentlich … und hilf damit auch deinem Alex.«

KAPITEL 9

Noch fünf Tage bis zur Katastrophe

Ella riss die Augen auf. Als hätte jemand sie geschüttelt, war sie aus einem tiefen Traum in die Realität katapultiert worden. Völlig benommen orientierte sie sich. Sie lag wider Erwarten nicht in ihrem Bett, auch nicht auf dem Sofa im Wohnzimmer, wo sie in letzter Zeit oft eingeschlafen war, sondern auf dem Küchenboden. Wie zum Kuckuck? Sie erinnerte sich an Frank Kaufmanns Besuch. Wann ist er gegangen und was wollte er überhaupt von mir? Und wie zum Teufel komme ich auf den Küchenboden? Sie spürte einen leichten Schwindel und einen Druck im Kopf. Bestimmt war es die Vorankündigung einer Migräneattacke. Vorsichtig hielt sie sich am Küchenstuhl fest, ging auf die Knie und drückte sich nach oben.

Auf der Spüle standen zwei benutzte Tassen und ein

Teller mit einigen Schokokeksen. Warum hatte sie nicht gespült? Niemals hätte sie über Nacht schmutziges Geschirr stehen lassen und bestimmt keine offenen Lebensmittel. Ella nahm sich ein Glas Wasser und warf eine Aspirin ein. So sehr sie auch versuchte, ihre Gedanken zu ordnen – alles wurde nur noch unklarer. Als würde sie in einem nebligen Wald umherschwanken. Die Bäume waren zwar Anker – kurze Sequenzen der Erinnerung – doch auch sie verschafften ihr keine Klarheit.

Die Aspirin hatte sich nicht komplett aufgelöst. Ein Stück davon blieb Ella im Hals stecken und sie hustete die Hälfte wieder aus. Bestimmt würde ein starker Kaffee oder eine kalte Dusche Klarheit ins Dunkel bringen. Sie entschied sich für die dritte Variante, nämlich zwei der Diätpillen zu schlucken, und danach für die Dusche.
Sie hielt sich am Türrahmen fest und starrte auf den kahlen Fliesenboden im Flur. Die Berberteppiche im Korridor waren verschwunden. Ihr Blick schweifte an die leere Garderobe. Die Lederjacke ihrer Mutter. Echtes Nappaleder und ein taillierter Schnitt bis zum Hüftansatz. Die goldenen Reißverschlüsse waren für die damalige Zeit etwas ganz Besonderes gewesen. Irgendwann hätte Ella dieses Kleidungsstück selbst tragen können. Denn irgendwann würde auch sie in Kleidergröße 38 passen. *Einfach weg! Was ist denn hier passiert?* Sie schwankte weiter, die Stufen hinauf ins Badezimmer. Bestimmt würde sich alles aufklären, wenn sie erst mal einen klaren Kopf hatte. Auch hier

oben fehlte etwas, aber was? Ella drehte den Mischer nach rechts und hüpfte, als sie der erste kalte Strahl berührt hatte, zur Seite. Sie entschied sich für eine warme Dusche, lehnte sich gegen die geflieste Wand und ließ sich von der Regenbrause berieseln. War sie in der Küche zusammengebrochen und hatte Frank sie bestohlen? Aber warum? Was wollte er mit den Teppichen oder mit der Jacke und was hatte sich noch alles verändert? Je länger Ella darüber nachdachte, desto mehr verschwamm alles vor ihren Augen.

Der heiße Wasserdampf hatte den Spiegel beschlagen. Ella wischte mit einem Gästehandtuch über die Glasfläche und zuckte zusammen. Ihre Augenlider waren geschwollen und die ausladenden dunklen Augenringe sahen aus, als hätte man sie für eine Halloween-Party zum Zombie geschminkt. Nachdem sie ihre langen, welligen Haare geföhnt und zu einem Pferdeschwanz gebunden hatte, wollte sie – wie jeden Morgen – den Ring ihres Vaters anstecken. Aber in dem mit rotem Samt ausgekleideten Schmuckkästchen war er nicht. Der Ring ihres Vaters hatte emotional den gleichen Stellenwert wie die Lederjacke ihrer Mutter. Familienerbstücke, für Ella unbezahlbar. Sie fühlte sich, als hätte man ihr ein Stück der Erinnerung an ihre geliebten Eltern aus der Brust gerissen. Der goldene, breite Siegelring mit einem eingefassten Onyx, auf dessen glatter Oberfläche ein Löwenkopf prangte. Ella schüttelte den Kopf. Bestimmt war sie gestern Abend auch nicht im Badezimmer gewesen, um sich zu waschen, demnach hatte sie den Ring nicht an seinen Platz legen können, oder? Trotzdem war er auch nicht an ihrem Finger. Für Ella wurde es immer mysteriöser. Fast wäre sie über Max gestolpert, der im Hausflur stand und sie lauthals begrüßte.

»Hallo, Max, na, zumindest geht es dir gut. Ich mach dir gleich Frühstück … und mir einen starken Kaffee.« Sie bückte sich nach Max, um ihn zu streicheln, und das war keine gute Idee. Sie musste sich an der Wand abstützen, um nicht wieder auf dem Boden zu landen, so wie es ihr wohl am Tag zuvor in der Küche ergangen war.

Kurze Zeit später war Max versorgt und vor Ella stand eine große Tasse schwarzer Kaffee. Sie konnte sich noch genau an den Stadtbummel damals mit ihren Eltern erinnern. Klaus Amann, Ellas Vater, betrachtete seine Frau Elke von allen Seiten, als sie in der kleinen Boutique in Freiburg die Lederjacke anprobierte. Elke hatte die Jacke im Geschäft zurückgelassen, da sie viel zu teuer gewesen war, doch Klaus hatte seiner Frau das Designerstück einen Monat später zu Weihnachten geschenkt. Liebevoll. Ihre Eltern waren respektvoll miteinander umgegangen. Natürlich waren sie nicht immer einer Meinung gewesen – vor allem, was Ellas Erziehung betraf – dennoch hatte Ella nur harmonische Erinnerungen. Der Löwenkopfring war eine Weitergabe ihres Urgroßvaters an ihren Großvater gewesen. »Das ist ein sehr wertvolles Stück«, hatte ihr Vater mal über den Ring gesagt. »Der Löwe ist der Beschützer des Rudels. Er ist majestätisch und stolz, aber auch gerecht, liebevoll und großzügig. Irgendwann wird er dir gehören und dich beschützen.« Wenn Ella damals gewusst hätte, dass sie diesen Ring

erst nach Vaters Tod bekäme, hätte sie ihn niemals haben wollen.
Ihre Gedanken schweiften wieder zum gestrigen Abend und zu Frank zurück. Es stand immer noch die Frage im Raum, wann genau er gegangen war. Warum war er nach so vielen Jahren einfach bei ihr aufgetaucht? Das letzte, woran sich Ella erinnern konnte, war, dass sie in der Küche gestanden hatte, bis sich alles vor ihren Augen gedreht hatte. Sie war zwar nicht begeistert über Franks Besuch gewesen, doch er hätte sie bestimmt nicht in der Küche liegen lassen, oder? Eigentlich wusste Ella nichts über ihn. Hatte er etwas über sich erzählt? Sie klatschte sich mit der Hand auf die Stirn, doch das löste nur noch weiteren Schwindel aus. *Frank Kaufmann ... ob er in Freiburg wohnt? Google!*
Gerade als Ella nach ihrem Smartphone greifen wollte, klingelte es an der Haustür. Sie zuckte zusammen. *Warum bin ich denn so schreckhaft?*
Sie öffnete die Tür. »Da bin ich, Frühstück schon fertig? Hier sind die versprochenen Brötchen und die Tageszeitung«, trällerte Isa fröhlich.

»Oh, Frühstück ... wir waren verabredet, ja?« *Hab ich auch vergessen.*

»Sag mal, was ist denn mit dir los? Wirst du langsam schusselig? Ich hab die neue Lieferung unserer Wunderpillen dabei und die Brötchen hier.« Isa hielt Ella zur Bestätigung die gefüllte Bäckereitüte vor die Nase.

»Ja, nee, ähm, alles gut. Komm rein. Ich mach dir auch einen Kaffee.«

Ella rührte gedankenverloren in ihrer Tasse, als Isa bereits nach dem zweiten Brötchen griff.

»Du isst ja gar nichts, geht es dir denn nicht gut?«

»Ich habe keinen Hunger. Eigentlich habe ich bis auf ein paar Kekse schon lange nichts mehr gegessen. Glaube ich.«

»Wieso glaubst du das? Weißt du das denn nicht? Was ist los, Ella?« Isa klang ehrlich besorgt, und mit wem hätte Ella reden sollen, wenn nicht mit ihrer Freundin. Sie erzählte von Franks mysteriösem Besuch und den verschwundenen Gegenständen. Isa starrte Ella eine gefühlte Ewigkeit an, bevor sie sich dazu äußerte.

»Entschuldige, aber das hört sich alles ziemlich verworren an. Vielleicht solltest du die Kapseln nicht auf nüchternen Magen nehmen, der ständige Schwindel, die Übelkeit, die Blackouts. Ich mache mir ernsthaft Sorgen um dich.«

»Quatsch, die Dinger wirken doch richtig gut, guck!« Ella stand auf, drehte sich zu Isa und wies auf ihre bereits angedeutete Taille, »siehst du's?«

»Ja, sieht toll aus, aber wenn es dir nicht gut geht damit, bringt das auch nichts. Wie viel nimmst du denn von den Kapseln?«

»Also, sechs und manchmal eben noch ein paar«, erwiderte Ella leise.

»Aber echt jetzt. Nimm sie nach Packungsbeilage. Es ist doch egal, in welcher Zeit du abnimmst, Hauptsache, du bist gesund. Und wegen dem Typen, der gestern da war … ruf den an und frag, wann er gegangen ist.«

Als Ella die Nummer von Frank gewählt hatte, stellte sie den Lautsprecher an, damit Isa mithören konnte.

»Ach, Ella, das ging aber schnell. Hast du es dir überlegt?«

»Hallo Frank, was soll ich mir denn überlegt haben?«

»Na das, was wir gestern besprochen hatten.«

»Ähm, keine Ahnung, das weiß ich noch nicht. Ich wollte eigentlich wissen, wann genau du gegangen bist.«

»Hast du das vergessen? Geht's dir nicht gut?«

»Alles okay. Kannst du es bitte wiederholen?«

»Ich habe dich zum Ehemaligen-Treffen der Heimkinder eingeladen und bin direkt danach gegangen.«

KAPITEL 10

Forensische Psychiatrie

Als sich der Pieper von Dr. Steinhardt meldete, unterbrach Ella ihre Erzählungen.

»Merken Sie sich bitte, was Sie gerade sagen wollten, ich bin gleich wieder zurück.« Er fixierte ihre Arme und Beine erneut. »Entschuldigung, aber das ist Vorschrift.«

Vorschrift! Was hatte Ella in ihrem Leben schon mit Vorschriften, Anweisungen und Richtlinien zu kämpfen gehabt. Als Kind war sie zum Essen gezwungen worden und als Erwachsene sollte sie es irgendwann lassen. »Iss, was auf den Tisch kommt« oder »Ihr bekommt heute zur Strafe nichts zu essen.« Und später: »Du bist zu dick, achte auf die Kalorien, Zucker, Fett, Mehl … Obst hat zu viel Fruchtzucker … Nüsse haben einen hohen Fettgehalt … Nüsse sind aber gesund und haben gute Fette.« Hätte sich Ella jeden Diät-Ratgeber zu Herzen genommen, wäre nicht mehr viel übriggeblieben, was sie hätte essen können. Was die einen hoch lobten, verteufelten die anderen.

Dr. Steinhardt betrat das Zimmer wieder und schloss die schwere Tür hinter sich.

»Konnten Sie Alex oder Isa erreichen?«

»Nein, leider keinen von beiden. Aber der Pfleger probiert es weiter.«

»Es ist wichtig, bitte!«

»Sie machen sich große Sorgen um Ihre Freunde. Ich verstehe das, Ella. Ich verspreche Ihnen, dass Sie es sofort erfahren werden, sobald wir einen der beiden erreicht haben. Okay?«

Ella rüttelte an ihrer Fixierung. »Es bleibt mir ja nichts weiter übrig, als Ihnen zu glauben, in meiner Situation.« Ella war verzweifelt. Wie gerne wäre sie sofort aus diesem Bett gesprungen, durch diese schwere Tür und der Klinik hinausgerannt, um sich selbst auf die Suche nach Alex und Isa zu machen. Seit drei Tagen lag Ella schon hier, hatte Steinhardt gesagt. Isa war in jener Katastrophennacht immer an ihrer Seite gewesen, sie waren in der Scheune, dann war da dieser große Knall ... und Alex hatte sich telefonisch gemeldet ... und dann? Egal, wie intensiv sich Ella auch das Hirn zermarterte, da war eine Gedankenlücke, ein schwarzer Fleck. Nichts!

»Sie haben Ihre behandelnden Ärzte und Therapeuten von der Schweigepflicht entbunden?«, fragte Steinhardt und holte Ella damit ins Hier und Jetzt zurück. Dabei hielt er Ellas Krankenakte aufgeschlagen in einer Hand.

»Ja, warum?«, erwiderte Ella und verstand nicht,

weshalb der Arzt sie so erstaunt ansah.

»Na ja, das ist recht selten und wenn man bedenkt, dass Sie eigentlich nichts über sich erzählen wollten …«

Für Ella hatte das eine nichts mit dem anderen zu tun. Ihre Krankengeschichte – und der Stationsarzt sprach gewiss von ihrer chronischen Depression und nicht von einer Verstauchung oder Erkältung – musste nicht unter Verschluss gehalten werden, warum auch? Sie wurde behandelt und die Dosis der Medikamente hatte im Laufe der letzten Jahre reduziert werden können.

»Ich habe nichts zu verbergen.«

Steinhardt vertiefte sich weiter in die Akte.

»Haben Sie diese Unterlagen erst jetzt bekommen?«, fragte Ella.

»Einige davon schon. Die Praxis Ihres Therapeuten war wegen Urlaub geschlossen. Diese Akten hier«, der Arzt hielt einen Stapel Blätter hoch, »wurden mir soeben übergeben.« Die Fesseln schnürten sich wieder in Ellas Hand- und Fußgelenke. Es war unbequem und schmerzte.

»Könnten Sie mich bitte wieder losbinden?«

»Ja, klar … Moment.« Steinhardt musste im Text auf eine spannende Stelle gestoßen sein und hielt inne.

»Was denn jetzt?«, fragte Ella ungeduldig.

»Nein, es tut mir leid. Ich kann Sie nicht losbinden.«

»Wir hatten einen Deal, Doc, haben Sie das vergessen?«

»Nein, das habe ich nicht, aber ... es tut mir leid.«
Ella fand die Reaktion völlig überzogen. In ihrer Anamnese konnte nichts drinstehen, was Steinhardt dazu bewogen hätte, ihre Fixierung nicht zu lösen, oder?

»Darf ich das mal selbst lesen?«, bat Ella.

»Nein, tut mir leid, jetzt nicht.«

»Jetzt nicht? Wann dann?«

»Vielleicht später, nachdem Sie mir die ganze Geschichte erzählt haben.«
Schon wieder ein Deal? Oder sollte Ella dies eher unter Erpressung einordnen? Ja, das konnten diese Psycho-Ärzte ganz gut. Emotionale Erpressung. Sie würden es allerdings unter Bitte mit Lob einordnen. »Würdest du bitte den Müll rausbringen, dann bekommst du auch ein Eis«, oder »Würdest du bitte deine Hausaufgaben machen, dann darfst du raus zum Spielen«. Genauso könnte der Satz von Steinhardt jetzt lauten: »Würdest du bitte weitererzählen, dann darfst du die Akte lesen.« Ella war einiges: momentan ein emotionales Wrack, chronisch depressiv, eventuell etwas verwirrt, ungeduldig und dick, aber in keinem Fall dumm.
Steinhardt hatte Ella durchweg beobachtet und schien ihre Gedanken zu deuten.

»Es ist so, Ella, wenn ich Ihnen diese Ausführungen jetzt zu lesen gebe, könnten diese Ihre Erinnerungen oder Wahrnehmungen verändern, unbewusst. Daher ist es besser und hilfreicher, wenn Sie die Akte erst im Nachhinein von mir bekommen.«

»Wenn Sie meinen«, erwiderte Ella mit einem trotzigen Unterton.

»War das in Ihrer Küche Ihr erster Blackout?«, fragte er nach einer kurzen Pause.

»Ja«, antwortete Ella, »könnten Sie mich jetzt bitte wieder losbinden?« Anstatt darauf zu reagieren, fragte Steinhardt: »Handelt es sich um diese Diätkapseln, die in ihrer Hosentasche gefunden wurden und ich ins Labor zur Analyse gegeben habe?«

»Ja, aber umbringen kann man sich damit bestimmt nicht.«

»Die Analyse aus dem Labor ist noch nicht da. Wir werden sehen.«

Ella nickte nur. Hatte er tatsächlich die Theorie eines Selbstmordversuches? Auch wenn ihre Lage noch so misslich war, jetzt, bei klarem Verstand, würde sie behaupten, dass sie unter keinen Umständen einen Suizid begehen würde. Auch wenn das Leben manchmal ein Arschloch sein konnte und ihr von klein auf Knüppel zwischen die Beine geworfen hatte … Ella erinnerte sich an ein Lied: »Ärger, du kannst mich nicht anschmieren, ich weiß, dass du schon hinter der nächsten Ecke stehst.« Woher sie diesen Text kannte, war ihr entfallen, doch genau so war es. Wann immer sie gerade glücklich gewesen war, zufrieden mit dem, was sie hatte und mit den Menschen im Einklang, genau dann wurde der Prügel geschleudert. Meist so, dass er sie sogar in die Knie gezwungen hatte. »Hinfallen ist keine Schande, nur wenn du nicht mehr aufstehst …«, hatte Mama immer gesagt. Manche Menschen waren tief gefallen. Zu tief … Sie wusste, dass genau hier die helfende Hand eines Fachmannes gefragt war, um diese Menschen aus ihren Kratern zu befreien. Ella war auch in einem Krater gefangen und die helfende Hand wurde ihr gerade gereicht.

»Ich wollte mich bestimmt nicht umbringen, nur weiter abnehmen«, bekräftigte sie.

Der Arzt ging nicht auf Ellas Erklärung ein, er machte sich einige Notizen und fragte: »Sie hatten erwähnt, dass Ihre Tante die Vormundschaft für Sie übernommen hatte. Warum erst nach drei Jahren und nicht sofort nach dem Unfall Ihrer Eltern?«

»Meine Mutter hatte über viele Jahre keinen Kontakt zu ihrer Schwester gehabt, warum auch immer. So richtig wollte auch meine Tante nicht mit der Sprache herausrücken, als ich sie danach gefragt habe. Auf jeden Fall war Tante Christina lange im Ausland und es war daher schwierig, sie ausfindig zu machen. Das Jugendamt hatte nach drei Versuchen aufgegeben, doch der Notar nicht. Er war ein guter Freund meines Vaters gewesen und hat mein Erbe verwaltet. Ich bin ihm heute noch sehr dankbar.«

Der Arzt stand auf und ging einige Schritte im Zimmer hin und her. »Wie kam es, dass Sie damals so ein hohes Gewicht hatten?«

Allein mit dem Wort »damals« hatte er ihr ein wunderbares Kompliment gemacht, sie fühlte sich geschmeichelt. Als Übergewichtige war sie sensibilisiert auf einzelne Worte. Ob positiv oder negativ, selbst neutrale Aussagen wurden von ihr sofort klassifiziert. Es musste sich auch nicht um eine verbale Ausführung handeln, schon Blicke oder Gesten wurden direkt gedeutet und eingeordnet. Meist in die verwerfliche Ecke geworfen, dort, wo sie sich in Monster verwandelten, einen kurzen Moment verweilten und mit geballter Kraft zurückgeschleudert wurden, um sich tief in ihre Seele zu fressen.

»Es war wohl die Prägung im Kinderheim … Später gab mir Essen auch Trost oder Entspannung in Stresssituationen.«

»Kann man es in gewisser Weise mit Süchtigen vergleichen, die sich in Alkohol, Tabletten oder Drogen flüchten? … Sicher, Essen ist etwas Schönes, gesellig, macht glücklich und zufrieden, zumindest ist in einigen Lebensmitteln wie Nudeln oder Schokolade Tryptophan enthalten. Diese Aminosäure hilft dabei, das Glückshormon Serotonin zu bilden. Die Wirkung hält nicht lange an, daher fordert der Körper immer wieder Nachschub. Das Problem besteht eher darin, dass man ohne Alkohol, Tabletten und Drogen leben kann, aber ohne zu essen eben nicht«, erklärte der Arzt.

KAPITEL 11

Vor vielen Jahren

Diesmal wurde Ella des Speisesaals verwiesen. Diesmal hatte Dr. Kleinschmitt sie nur auf den Flur geschickt, als sie den vollen Teller vor Ekel von sich geschoben hatte.

»Komm schnell zu mir in die Küche, ich hab was für dich, mein Kind«, flüsterte Hilde, die Köchin des Kinderheims. Hilde war nicht viel größer als Ella, dafür hatte sie die Figur vom Nikolaus. Zumindest stellte sich Ella den so vor. Ihre Kopfbedeckung war allerdings nicht rot, sondern weiß, genauso wie einige Haarsträhnen, die unter ihrer Mütze hervorblitzten. Durch das freundliche Lächeln ermutigt, willigte Ella ein und schlich mit Hilde über den Flur in die Küche.

»Hat dich der Direktor wieder vom Essen ausgeschlossen? Das tut mir so leid. Weißt du, ich muss mich hier auch nach den Anweisungen richten und darf nicht kochen, was ich will. Mir ist schon klar, dass dir das nicht immer schmeckt. Komm, Kleines, hier hab ich eine Portion Spaghetti Bolognese für dich. Mit Käse?« Ella sah den dampfenden Teller. Es roch wunderbar nach italienischen Kräutern und Tomaten.

»Oh ja, gerne«, erwiderte Ella. Sie war nun seit einem halben Jahr im Heim, doch dies war der erste Moment, in dem sie einen kleinen Funken Glückseligkeit verspürte. Die Köchin rieb frischen Parmesan über die Spaghetti, trug den Teller in einen winzigen Nebenraum und deutete Ella an, sich zu setzen.

»Danke!«

»Na, Schätzelein, das schmeckt doch gleich ganz anders, was?«, lachte Hilde und sah Ella zufrieden beim Essen zu.

»Warum machst du das?«, fragte Ella zwischendurch neugierig.

»Mir tut es so leid, was mit euch hier passiert. Ich war schon oft drauf und dran, das zu melden, aber dann würde ich meine Stelle hier als Köchin verlieren. Und schau mich an. Ich bin alt, wer würde mich denn noch einstellen?«
Ella betrachtete die Köchin ganz genau. »Weißt du. Meine Mama sagte immer: Falten sind die Spuren, die das Lächeln beim Spaziergang hinterlassen hat. Du bist nicht alt, nur freundlich.« Plötzlich hatte Hilde Tränen in den Augen. Sie stand auf, beugte sich über Ella und umarmte sie.

»Du bist so ein goldiges Kind. Weißt du was? Du kannst immer zu mir in die Küche kommen, wenn du willst … oder wenn das für dich machbar ist, ja?«
Ella nickte, wusste aber im selben Moment, dass ihr

dies nicht so oft gelingen würde. Die Erzieher ließen die Kinder kaum aus den Augen. Es war reiner Zufall gewesen, dass Hilde Ella alleine auf dem Flur angetroffen hatte.

»Das Essen ist ...« Noch bevor Ella diesen Satz zu Ende bringen konnte, wurde die Tür des Aufenthaltsraumes aufgerissen.

»Ja was haben wir denn hier? Gnädiges Fräulein ist sich also zu fein dazu, im Speisesaal zu dinieren. Für die Prinzessin muss hier eine Extrawurst aufgefahren werden.«

»Nein, nein, so war das nicht!« Hilde stand auf und stellte sich schützend vor Ella »Ich habe das Kind nur gebeten, mir zu helfen, etwas in die Küche zu tragen und von dem Teller da hat sie nur probiert. Was ist denn daran so schlimm?« Dr. Kleinschmitt füllte den Türrahmen fast vollständig aus. Seine Gesichtsfarbe hatte sich von einem blassen Beige in ein dunkles Rot gewandelt. Ella wusste, was das bedeutete, und kauerte sich zusammen.

»Wenn Sie Ihren Job nicht mehr mit der Assistenz der Küchenhilfen erledigen können, dann müssen Sie eben in Rente gehen. Sie haben mit den Kindern hier nichts zu schaffen. Habe ich mich klar ausgedrückt!«

»Ja, schon, aber ...«

»Nichts aber.« Der Direktor schob die Köchin zur Seite, packte Ella am Oberarm und zog sie quer durch die Küche hinter sich her. Hildes verzweifeltes Bitten schien er nicht zu hören. Es fühlte sich an, als hätte der Direktor Ellas Arm in eine Tür eingeklemmt und würde immer fester zudrücken. Ihre Haut hatte Feuer gefangen, das sich zielstrebig den Weg bis zu ihren Knochen bahnte. Je mehr sich Ella dagegen sträubte, desto fester wurde sein Griff. Seine Schritte beschleunigten sich. Ella konnte nicht mithalten und fiel hin.

»Komm jetzt, du Gör!«, schrie er sie an und schleifte sie hinter sich her. Am Eingang des Kinderheims angekommen, befahl er ihr, eine Jacke überzuziehen.

»Es gab heute Hühnerfrikassee, warum kann man das nicht essen? Lebensmittel sind wertvoll. Lebensmittel dürfen nicht weggeworfen werden und deine Portion landet nun im Müll. Für dieses Gericht ist ein Lebewesen gestorben!«

Ella wusste nicht, wohin er sie brachte oder was er mit ihr vorhatte, aber ihre Angst wandelte sich in Panik. Sie spürte den Herzschlag in ihrem Hals. Das Pochen war wie ein Klopfen an einer gewaltigen Holztür. Zuerst zaghaft, doch dann mit einer solchen Wucht, dass sie glaubte, ihr Herz würde in tausend Splitter zerspringen.

Etwa zweihundert Meter vom Haupthaus entfernt lag der angegliederte, überschaubare Bauernhof. Ella war noch nie hier gewesen und unter anderen Umständen hätte sie sich bestimmt darüber gefreut, die Tiere einmal mitversorgen zu dürfen.

»So, mein Fräulein, du wirst den Rest deines Lebens Respekt vor Lebensmitteln haben und vor allen Dingen vor denen, die extra geschlachtet werden, damit du sie verspeisen kannst.« Ella wusste nicht, was Dr. Kleinschmitt von ihr wollte. Natürlich hatte sie Respekt vor Lebewesen. Sie liebte Tiere, schließlich hatte sie zuhause ein Kaninchen und ein Meerschweinchen gehabt. Wenn sie den Hühnerstall säubern oder beim Melken der Kühe helfen sollte, dann würde Ella dies auch gerne freiwillig übernehmen. Dafür musste der Direx nicht so böse mit ihr umgehen.

»Da bist du ja, Alfred.« Ein Mann schob eine Schubkarre vor sich her und stellte sie direkt neben Ella und dem Direktor vor der Scheune ab.

»Was'n los, Roland?«, fragte Alfred und wischte sich seine dreckigen Finger an der blauen Latzhose ab.

»Ich muss der Kleinen hier was beibringen. Ich brauche ein Huhn und eine Axt.« Ella sah ungläubig zu Kleinschmitt auf und konnte seine Bitte noch nicht richtig einordnen. Doch sie hatte eine furchtbare Vorahnung.

»Lass doch den Scheiß. Die ist doch viel zu jung dafür«, erwiderte Alfred.

»Ach was. Für eine Lehrstunde ist man nie zu jung. Los jetzt.«

Blut. Auf dem Holzblock, an der Axt und auf dem Boden, überall Blut. Ella wurde übel. Sie musste den Brechreiz unterdrücken.

»Tschuldigung, bin gestern nicht zum Saubermachen gekommen, musste die alte Tine schlachten.« Alfred nahm zwei Hände voll Stroh und streute dies über die blutigen Federn auf dem Boden. Ella war verzweifelt. Sie wusste nun ganz genau, welche Lehre der Direx ihr erteilen würde. Aber das konnte Kleinschmitt doch nicht von ihr verlangen. Sie könnte niemals dabei zusehen, wenn ein Lebewesen geschlachtet würde, lieber würde sie nie wieder Fleisch essen. Nein, bestimmt hatte er ihr nur mit dem Anblick – der schrecklich genug für sie war – verdeutlichen wollen, dass man nicht wählerisch sein durfte und essen musste, was auf den Tisch kam, oder?

»Egal, das wird eh gleich wieder dreckig. Hol ein Huhn, Alfred.«

Ella schüttelte den Kopf. »Nein, ich hab schon verstanden, Dr. Kleinschmitt. Ich werde immer alles essen. Können wir bitte wieder zurückgehen?«

»Genau das werden wir nicht machen. Kinder brauchen Grenzen und die wirst du jetzt lernen, einzuhalten. Ein für alle Mal!«

»Ich werde nicht zusehen, wie Sie ein Huhn töten!«, schrie Ella ihn wütend an.

»Zusehen?«, lachte der Direktor »Nein, zusehen wirst du nicht. Du schlägst dem Huhn selber den Kopf ab!«

Alfred kam zurück und übergab Kleinschmitt ein dickes, braunes Huhn. Ella wurde sogleich am Arm gepackt und neben den Holzklotz gezerrt.

»Nein, nein, nein«, schrie Ella und wehrte sich so, dass der Direktor das Federvieh loslassen musste, um Ella zu bändigen.

»Verdammt noch mal. Du bleibst jetzt hier stehen.« Er schlug zu. Ellas Kopf wurde von der Wucht des Schlages zur Seite geschleudert. Sie spürte seine Pranke an ihrer glühenden Wange. Ihre Tränen waren wie Tropfen auf einer heißen Herdplatte. Als wäre Ella im Epizentrum eines Erdbebens, so wurde sie durchgeschüttelt. Er packte sie an den Schultern, hob sie hoch und schmetterte sie in eine Ecke. Ihr Kopf krachte mit unkontrollierter Gewalt an die holzbeschlagene Wand. Gleich darauf wurde sie wieder gepackt und wie eine Marionette, deren Fäden abgetrennt worden waren, auf den Boden geschleudert. Sie fing sich mit der Hand ab. Irgendetwas in ihrem Handgelenk knackte.

Sie versuchte, einen Finger zu bewegen. Nichts. Jemand in ihrer Nähe schrie laut und herzzerreißend. Ein Schrei, so verzweifelt und durchdringend, dass man ihn nie wieder vergessen würde. Es dauerte einige Sekunden, bis Ella bemerkte, dass sie diesen Schrei von sich gegeben haben musste. Die Männer standen wie angewurzelt da und bewegten sich nicht.

»Jetzt hör auf. Das reicht. Es ist doch ein Kind. Der Bauernhof sollte den Kindern Spaß machen, der ist nicht für solche Erziehungsmaßnahmen gedacht«, mahnte Alfred den Direktor.

KAPITEL 12

Noch vier Tage bis zur Katastrophe

Heute wollte sich Ella mit Alex treffen, ihrem besten Freund. Er, der in jeder Lebenslage eine Lösung parat gehabt hatte. Doch bis zum Treffen hatte sie noch etwas Zeit. Ella brauchte Ablenkung. Nach den Geschehnissen der letzten Tage musste sie einfach auf andere Gedanken kommen, und was lag da näher – vor allem für eine Frau, die dabei war, ihre Pfunde zu verlieren – als shoppen zu gehen.

Tatsache! Sie vergewisserte sich nun zum vierten Mal, dass auf dem Etikett der Jeanshose »Gr. 48« stand. Selbst spiegelverkehrt war diese Zahl gut zu erkennen. Sie drehte sich vor dem Spiegel in der Umkleidekabine. Auch von hinten saß die Hose perfekt. Wann genau Ellas Astralkörper das letzte Mal in diese Hosengröße gepasst hatte, konnte sie nicht sagen. Ohne dass sie die Luft anhalten oder den Bauch einziehen musste, ließ sich der Reißverschluss leicht schließen. Allerdings handelte es sich mittlerweile um die zwanzigste Jeans, die ihr von der Verkäuferin der Boutique in die Umkleidekabine gereicht wurde. Nur weil Ella mit den Begriffen Skinny, Slim, Straight, Bootcut, High waist und Mom nichts anzufangen wusste. Vollkommen verschwitzt und dennoch glücklich über ihren Erfolg, griff Ella in ihre Handtasche und nahm zwei der Kapseln aus der Pillenflasche. Herrlich, einfach wunderbar. Endlich konnte sie sich von ihrem Panzer befreien, und auch noch ganz ohne Anstrengung. Denn genau das war es, was sie sich über die Jahre hinweg angefressen hatte: ein Schutzpanzer, eine Hülle, die keiner durchdringen konnte. Der Schutz für ihre sensible, geschundene Seele. Irgendwann hatte es angefangen, irgendwann war sie dicker und dicker geworden. Wann genau der Startschuss für diese körperliche Odyssee abgefeuert worden war, konnte sie nicht mit Bestimmtheit sagen, aber der Schlüssel dafür lag in ihrer Kindheit.

»Darf es noch ein passendes Oberteil dazu sein?«, fragte die Verkäuferin, während sich Ella aus der Jeans pellte. Aus ihrem Handy ertönte der Song »November Rain«, von Guns´n Roses und kündigte einen Anruf an. Mit einem Bein in ihrer alten Hose feststeckend und schwankend, rief sie der Verkäuferin zu: »Einen Moment bitte«, und griff in die Handtasche.

»Hallo Alex.«

»Ella, wir müssen uns früher treffen, jetzt!« Die

Stimme von Alex klang gestresst.

»Was ist denn los? Ich bin in Freiburg beim Shoppen.«

»Wir auch und wollen unsere Ruhe dabei«, tönte es aus einer der Nachbarkabinen.

»Es ist wichtig, sonst würde ich dich nicht anrufen. Können wir uns in Oberried im Café Steimle treffen?«

»Wann genau?«

»Jetzt! Also, sobald du eben hier sein kannst.«

»Okay, ich beeile mich.«

Als Ella über den Schlossbergring fuhr, beobachtete sie einen dunklen Ford, der ihr seit der Tiefgarage hinterhergefahren war. Er hätte längst auf der zweispurigen Fahrbahn überholen können, doch er blieb dicht hinter ihr. So sehr sie sich auch anstrengte – durch die getönten Frontscheiben des hinter ihr fahrenden PKW konnte sie kein Gesicht erkennen. *Blödsinn, Einbildung!* Ella schüttelte den Kopf.

Warum hatte es Alex so eilig? Als Ellas Tante sie nach drei Jahren Heimaufenthalt zu sich nach Hause holte, hatte sie eingewilligt Alex im Kinderheim zu besuchen. Manche Feiertage oder Schulferien hatte er in den ersten Jahren bei Ella zuhause verbringen dürfen. Doch je mehr Tante Christina über die Machenschaften der Erzieher erfahren hatte, desto öfter versuchte sie, dagegen vorzugehen, ohne Erfolg. Das Ergebnis war einzig und allein gewesen, dass der Direktor jeglichen Kontakt zu Alex verboten hatte. Für Ella war damals einmal mehr eine Welt zusammengebrochen. Wieder hatte sie geglaubt, einen Menschen verloren

zu haben, der tief in ihrem Herzen verankert war. Alex, ihr Beschützer, ihr Freund. Ella hatte noch viele Briefe geschrieben und nie eine Antwort erhalten. Doch vor einigen Jahren hatte Alex vor ihrer Tür gestanden und seither konnte ihre Freundschaft nichts erschüttern.
Zum Glück war vor dem Schützenalleetunnel kein Stau wie so oft um diese Uhrzeit, und Ella konnte ungehindert auf die vorgegebenen achtzig Stundenkilometer beschleunigen. Der Blick in den Rückspiegel bestätigte ihre Hoffnung. Der Ford musste abgebogen sein.

Alex rannte auf Ella zu und umarmte sie so heftig, dass er sie fast umgerissen hätte. »Langsam, nicht so stürmisch, Großer.«

»Ich freu mich so, dich zu sehen, nach warte mal … zwei Wochen? Lass dich anschauen. Gut siehst du aus.« Alex nahm Ella bei der Hand und drehte sie einmal um ihre eigene Achse. »Du hast abgenommen, wow. In so kurzer Zeit? Du warst vorher ja schon meine kleine Schönheit, aber jetzt muss ich wohl aufpassen, dass dir nicht die falschen Kerle hinterhersteigen, was?« Er lachte herzhaft und gab Ella einen Kuss auf die Wange. *Mensch, Alex, so nett das Kompliment auch ist, lass den Small Talk und komm zur Sache, oder ist es doch nicht so eilig?*

»Warum müssen wir uns jetzt und hier treffen?«

»Das liegt doch auf der Hand. Weil es hier in Oberried nun mal den besten Kuchen vom ganzen Dreisamtal gibt und vor allen Dingen auch die größten Stücke.«

»Ja aber warum jetzt schon, wir waren doch für heute Nachmittag verabredet?«

»Gleich, lass uns erst Kaffee und Kuchen holen, dann erklär ich dir alles.« *Dann kann es ja so dringend auch nicht sein.* Ella verdrehte hinter Alex' Rücken die Augen und folgte ihm ins Café.

Als sie die Bäckerei betraten, wurden sie von einem lautstarken Kuckuck begrüßt, der neugierig aus seinem Türchen in der Schwarzwälder Uhr hervorkam. Das Mobiliar auf der rechten Seite passte wunderbar in die urige Schwarzwälder Atmosphäre. Handgedrechseltes Holz und Bauernmalerei. Auf der linken Seite war das Café moderner eingerichtet. Eine schwere dunkelbraune Couchgarnitur bildete den Mittelpunkt. Rechts und links an den Wänden befanden sich dick gepolsterte Bänke, die passenden Stühle und dazwischen quadratische, helle Holztische.
»Hallo ihr zwei, ihr wart aber schon eine Weile nicht mehr bei uns, was kann ich für euch tun?«, sprudelte es fröhlich aus Maria heraus, eine der langjährigen Fachverkäuferinnen der Bäckerei. Die gebürtige Italienerin war ein Wirbelwind und das gelbe Shirt mit dem Firmenlogo unterstrich ihr sonniges Gemüt.
»Hallo Maria, schön, dich zu sehen«, erwiderte Ella ihren Gruß. »Ich nehme ein Stück gedeckten Apfelkuchen …«

»Zum Hieressen oder zum Mitnehmen?«, fragte Maria.

»Zum Hieressen«, wiederholte Alex. » … oder nein,

lieber ein Stück Käsekuchen, ähm, warte, Kirschstreusel, ja Kirschstreusel mit Sahne und einen Cappuccino, bitte.« Es war nicht gerade einfach, aus der Fülle der angebotenen Köstlichkeiten eine Wahl zu treffen. Kaum hatte sie die Bestellung ausgesprochen, brodelte das schlechte Gewissen in ihr auf. Sie griff in ihre Tasche und nahm zwei Kapseln aus der Pillendose. Mit vorgehaltener Hand schluckte sie diese hinunter.

»Komm, wir setzen uns in die Ecke ans Fenster.« Alex ging mit dem Tablett voraus und stellte Kuchen und Kaffee auf einem der Tische ab. Als Ella am Ecktisch vorbeiging, musste sie zu ihrer stillen Begeisterung feststellen, dass sie diesmal keinen blauen Fleck am Oberschenkel davontragen würde. Nein, diesmal huschte sie fast elfengleich an der spitzen Tischecke vorbei und setzte sich auf die gepolsterte Bank.

»Was war denn so eilig und konnte nicht bis heute Nachmittag warten, dass du mich quasi aus der Umkleidekabine zerrst?«, fragte Ella und rührte ihren Cappuccino um.

»Entschuldige.« Alex wurde von einem Moment zum nächsten ernst. »Kannst du dich an Frank erinnern, aus dem Kinderheim?«
Ella hatte bereits eine große Gabel voll mit köstlichem Kirschstreuselkuchen im Mund, nickte und brachte gerade noch ein »Ja« hervor.

»Stell dir vor, der war bei mir im Geschäft«, berichtete Alex weiter.

»Bei dir auch?«, fragte Ella, nachdem sie den Mund leer hatte. Das Gesicht von Alex verzerrte sich und tanzte vor ihren Augen. Der Schwindel kam zurück. Stärker und heftiger, als Ella ihn je zuvor erlebt hatte.

»Uejhdnbsmspldkdurrhnjuj.« Mehr konnte Ella nicht verstehen.

»Ella?« Die Kuchenstücke der alten Damen, die auf der Couch gegenüber Platz genommen hatten, sprangen wie Grashüpfer über den Tisch. Der Druck in Ellas Kopf stieg, als würde eine Riesenpranke ihren Schädel zerquetschen. Sie spürte glühende Kohlen unter ihren Füßen. Die Hitze kroch über die Waden bis in ihren Unterbauch. *Tief ein- und ausatmen. Ein und …*

»Ella, um Gottes willen, was ist los?«

»Ich … ich gehe mal zur Toilette, entschuldige.« Der Versuch, eine Ohnmacht aufzuhalten, scheiterte direkt unter der Schwarzwälder Uhr vor den Treppen zur Toilette.

Kuckuck, Kuckuck. Das winzige Federvieh, das jede Viertelstunde auftauchte, hatte Ella bisher noch nie von unten betrachtet. Genau genommen wäre dies auch nicht unbedingt notwendig gewesen.

»Ella? Schön, dass du uns mal wieder besuchen kommst, aber du musst nicht extra in die Knie gehen vor mir«, witzelte Gaby, deren Gesicht gerade über Ella auftauchte. Gaby war die gute Seele im Café Steimle. Alex stand an Ellas Füßen und hob sie hoch. Er sah blass aus, genauso wie sich Ella gerade fühlte. Ihr Blick war noch etwas verschwommen und ihr Hinterkopf fühlte sich nass an. Wenn sie auf dem Weg zur Toilette in Ohnmacht gefallen war, dann war sie auch ungebremst mit dem Schädel auf den harten Fliesenboden geknallt. Bestimmt hatte sie eine Wunde am Kopf, die so stark blutete, dass ihr Kragen sich schon vollgesogen hatte. Ella konnte nur mit einem Auge sehen, wie sich Gaby über die verschwitzte Stirn und ihre moderne Kurzhaarfrisur strich.

»Wechseljahre, was?«, erwiderte Ella, so gut es ihr eben in dieser Situation möglich war.

»Na, dir geht's wohl besser? Nichts Wechseljahre, Keller-Rennen, da ist unser Lager ... und wenn man sich dann noch um Gäste kümmern muss, die meinen, dass sie vor lauter Freude mich zu sehen, ohnmächtig werden müssen ...« Um die dunklen, spitzbübischen Augen von Gaby bildeten sich Lachfalten. »Sollen wir doch noch einen Arzt rufen?«

»Nein danke, geht schon wieder.«

»Genug gekühlt, ich nehme jetzt den Lappen von deiner Stirn.«

KAPITEL 13

Noch drei Tage bis zur Katastrophe

Wohin das Auge blickte, grüne, saftige Wiesen und Felder, auf denen hier und da eine Schaf- oder Kuhherde graste. Reiher, die fast unbeweglich auf den Wiesen standen und blitzartig nach ihrer Beute schnappten, oder Wildhasen, die man hin und wieder über die Felder hoppeln sah. Alles umringt von den Bergen des Schwarzwaldes. Das Dreisamtal war ein idyllisches Fleckchen Erde, das musste Ella immer wieder feststellen, wenn sie die Schönheit der Natur betrachtete. Den lächelnden Schweinskopf, in dessen offenem Maul ein Apfel steckte, fand Ella allerdings makaber. Sie aß kein Fleisch. Die Metzgerei war am Ortsausgang von Kirchzarten, direkt an der Straße nach Oberried gelegen. Hier war die Welt für Ella – abgesehen von diesem Schweinskopf – noch in Ordnung.

»Hey, Kleines, schön, dass du da bist, geht es dir besser? Willst du nicht endlich reinkommen?« Alex stand in seinem gestärkten Kittel vor ihr und breitete die Arme aus.

»Hallo, Großer, ja, alles wieder okay.« Ella umarmte Alex mit etwas Abstand, da er nach einer Mischung aus frischem Fleisch und Schweiß roch, und ging mit ihm in den Laden.

»Du siehst ja, was hier noch los ist, kurz vor Ladenschluss. Möchtest du in meinem Büro warten? Dort stehen Getränke im Kühlschrank, bedien dich. Ich bin gleich bei dir.« Sein verschmitztes Lächeln, die strahlenden Augen und der Lockenkopf erinnerten Ella an den kleinen Jungen im Kinderheim. Ihr Beschützer und bester Freund, bis heute. Alex brachte Ella in sein Büro, zwinkerte ihr zu und schloss dann die Tür hinter sich.

Sie wurde von einer dicken Dunstwolke aus abgestandenem Zigarettenqualm empfangen. Auf dem Schreibtisch herrschte ein heilloses Durcheinander. Einige Rechnungen der Lieferanten hatten Fettflecken, als hätte Alex eine gute hausgemachte Wurst direkt auf dem Papier aufgeschnitten. Da standen leere und halb volle Kaffeetassen, die auf anderen Druckstücken ihre dunklen Ränder hinterlassen hatten. Daneben lag Wursthaut, die schon einen Ansatz von Schimmelbildung aufwies. *Noch ein paar Wochen, und die Pelle kann sich selbst auf den Weg zum Mülleimer machen.*

Eine der Tassen war als Aschenbecher zweckentfremdet worden. Ella schluckte trocken. Hier würde sie nichts essen wollen, geschweige denn, ohne Einweghandschuhe etwas anfassen. Es war unübersehbar, er brauchte Hilfe. Ella ging an den Kühlschrank, der in einer Ecke stand, und nahm sich eine Cola. Normalerweise trank sie niemals aus einer Flasche, doch diesmal würde sie eine Ausnahme machen. Sie schüttelte zwei Kapseln aus der Verpackung und schluckte diese sofort hinunter. Dieser Raum musste dringend grundgereinigt und desinfiziert werden. Die ursprüngliche Farbe der Gardinen war nicht zu identifizieren, durch den Qualm waren sie in einem ungleichmäßigen Ockerton verfärbt.

Gerade, als Ella einen Schluck Cola trinken wollte, fiel ihr Blick auf die aufgeschlagene Tageszeitung, die auf dem Schreibtisch lag. Trotz Zigarettendunst wurde ein trüber Schleier vor ihren Augen weggezogen. Wie ein Blitz traf sie die Erkenntnis. Ihr wurde übel und der Magen krampfte.

Der zweite Mord in Freiburg.
Wieder ein Erzieher im Ruhestand
Handelt es sich um einen Serienmörder?

Frank war nicht bei ihr gewesen, um sie zu einem fröhlichen Ehemaligentreffen einzuladen. Nein, sie wusste jetzt wieder, was er von ihr gewollt hatte. Erneut drehte sich Ella der Kopf, oder drehte sich alles um sie herum? Sie konnte es nicht unterscheiden. Krampfhaft hielt sie sich am Schreibtisch fest, immer mit Blick auf die Tageszeitung. Doch die Buchstaben tanzten vor ihren Augen. Frau Küpper war tot, bestialisch ermordet, oder? Wer noch? Da stand kein Name. *Das dürfen sie auch nicht. Du bist Journalistin, das weißt du ganz genau. Jetzt reiß dich zusammen! Metzger, Werkzeug, Schweinehälfte, Alex? Nein, nein, nein!* Die Fragen zogen wie Schriftbänder an ihrem geistigen Auge vorbei und wollten kein Ende nehmen.

Als würde sich die Wetterlage Ellas Gemütszustand anpassen, wurde der Wind kräftiger. Ella erinnerte sich, dass der Radiosprecher von einem Sturmtief gesprochen hatte, das in Richtung Schwarzwald zog und in den nächsten Tagen seinen Höhepunkt erreichen würde. Vor dem Fenster flogen vereinzelt Blätter vorbei. Genauso wie all die Fragen, die in Ellas Kopf unbeantwortet vorbeizogen. Hatte Frank die Lederjacke ihrer Mutter, den Ring ihres Vaters und die Läufer mitgenommen? Warum? War Ella mittlerweile in einem derartigen Zustand, dass sie selbst …?

»Entschuldige, dass du so lange auf mich warten musstest, aber gerade ist der letzte Kunde erst raus … Ella? Was ist los?« Alex kam durch eine zweite Tür und eilte mit großen Schritten auf sie zu. Sie musste vom Stuhl gerutscht sein und saß auf dem Fliesenboden.

»Ich rufe jetzt einen Krankenwagen, das reicht!«

»Nein!«, lehnte Ella kategorisch ab.

»Ich mache mir Sorgen, Ella, das ist jetzt schon das zweite Mal in meinem Beisein, dass du einfach umkippst.«

»Alex ...«

»Ja, Ella.«

»Alex, ich glaube, ich werde so langsam verrückt.«

»Warte noch damit, bis du wieder auf dem Stuhl sitzt«, witzelte Alex bemüht. Er griff Ella unter die Arme und half ihr, sich aufzurichten.

»So, jetzt. Setz dich wieder auf den Stuhl. Soll ich dir ein Glas Wasser holen?«

Bei dem Gedanken an ein Glas aus diesem Büro schüttelte Ella vehement den Kopf und griff nach der angebrochenen Colaflasche auf dem Schreibtisch.

»Was ist nur los mit dir? Du musst unbedingt zu einem Arzt, versprich mir das bitte.«

»Was wolltest du mir sagen, als wir uns im Café getroffen hatten?«, überging Ella die Bitte. Alex nahm sich einen Stuhl und stellte ihn vor Ella ab.

»Ablenken? Keine Chance. Deine Gesundheit ist wichtiger. Versprich mir, dass du zum Arzt gehst und dich durchchecken lässt.« Alex nahm Ellas Hand in seine. »Bitte.«

»Okay, versprochen«, erwiderte Ella, eher zu seiner Beruhigung, als dass sie seiner Bitte tatsächlich nachkommen wollte. »Jetzt erzähl, was war mit Frank?«

»Ja, das war sehr komisch, der hämmerte nach Geschäftsschluss an die Tür. Ich wollte nicht mehr öffnen. Kannte den Typen ja nicht und war allein im Laden mit der vollen Kasse.«

»Und dann?«, fragte Ella ungeduldig nach.

»Er hat irgendwann aufgegeben und stand dafür am

nächsten Morgen wieder auf der Matte. Ich war im Großmarkt und die Aushilfe hat ihn hier im Büro auf mich warten lassen. Als er mir später erklärte, wer er ist … also, ich hätte den nicht wiedererkannt.«

Ella schüttelte zwei Kapseln aus der Pillenflasche und schluckte sie mit Cola hinunter.

»Was nimmst du denn da ständig?«, fragte Alex.

»Erklär ich dir später, jetzt erzähl weiter. Was wollte Frank?«

»Okay. Der wollte mich doch tatsächlich zu einem Ehemaligentreffen vom Kinderheim einladen.«

»Treffen?«, wiederholte Ella.

»Ja, warum?«

»Ach nichts, erzähl weiter.«

»Ein komischer Kauz. Er druckste die ganze Zeit herum, als wolle er mir noch viel mehr erzählen, aber das war's. Bei der Verabschiedung sagte er mit ernster Miene: Pass auf dich und Ella auf.«

Ella atmete tief ein und wieder aus. »Es wird immer verrückter.« Nachdem sie ihre Gedanken einen Moment lang geordnet hatte, erzählte sie Alex bis ins kleinste Detail von den Vorkommnissen der letzten Tage. Er sagte nichts, stand auf, ging an den Kühlschrank und kam mit einer Flasche Bier zurück.

»Ich brauche jetzt dringend eine Zigarette. Macht es dir was aus?« Er wartete Ellas Antwort nicht ab und zündete sich den Glimmstängel an.

»Alex, schau dir den Artikel hier in der Zeitung an. Bei dem ersten Opfer handelt es sich bestimmt um Frau Küpper. Frank hat mir von Folter erzählt, von Metzgermessern, Werkzeugen – und eine Schweinehälfte muss auch irgendwie eine Rolle gespielt haben.«

Alex schob die Wurstpelle zur Seite und las den Artikel.

»Davon steht da aber nichts«, antwortete er und stand so abrupt vom Stuhl auf, dass der fast hintenübergekippt wäre.

»Du glaubst, dass ich …?« Er sah sie fassungslos mit aufgerissenen Augen an und warf die Zeitung zu Boden.

»Nein. Niemals. Du könntest keinem Menschen so etwas antun, das weiß ich doch«, besänftigte ihn Ella.

»Nur, weil ich eine Metzgerei besitze und auch im Heim war und … Scheiße, ich wäre der perfekte Täter.« Alex setzte sich wieder und zündete die zweite Zigarette an.

Die Beweislast wäre erdrückend, so viel war klar. Und wenn selbst Ella auch nur für einen kurzen Moment darüber nachgedacht hatte, dass Alex als Täter infrage kommen könnte …

»Was ist mit den Dingen, die bei mir verschwunden sind? Warum soll ich einen Artikel über das Kinderheim schreiben? Warum nach dreißig Jahren? Ich verstehe das alles nicht«, sagte Ella verzweifelt.

»Und deine Blackouts … Nimmst du noch Psychopharmaka? Und was hat es mit diesen komischen Kapseln auf sich, die du ständig schluckst?«, fragte Alex. Ella stand auf und lief ein paar Schritte im Büroraum auf und ab.

»Ja, die Psychopharmaka nehme ich weiterhin und diese Kapseln sind harmlos. Das sind Diätpillen, die den Stoffwechsel anregen, sonst nichts«, erklärte sie.

»Sicher?«

»Sicher.«

»Da will uns einer ans Bein pinkeln«, war Alex' Erkenntnis. »Setz dich bitte wieder hin, dieses Herumgelaufe macht mich ganz nervös.«

»Okay.« Ella kam seiner Bitte nach und setzte sich auf den Stuhl hinter dem Schreibtisch.

»Eines ist klar. Wir können nicht einfach abwarten und Tee trinken.«

»Was hast du vor?«, fragte Ella neugierig.

»Pass auf …« Ein lautes Scheppern hinter der Tür ließ ihn innehalten.

KAPITEL 14

Vor vielen Jahren

»Los, zieh dich aus!«, befahl Frank und drückte Ella tiefer ins Gebüsch. Wie sollte sie sich gegen ihn zur Wehr setzen? Er überragte sie um fast zwei Köpfe und war ihr körperlich weit überlegen.

»Ich hab dir nachts auf dem Flur gesagt, du sollst keinem erzählen, dass ich dir mit der Küpper geholfen habe. Selbst schuld, wenn du nicht das Maul halten kannst. Zieh dich aus!«

»Nein«, schrie Ella tränenüberströmt, in der Hoffnung, dass jemand sie auf dem Gelände des Kinderheimes hören würde. Sie schlang die Arme fest um ihren Oberkörper. Frank packte Ellas Schultern und schüttelte sie, bis ihre Jacke nachgab und riss.

»Zieh dich aus, sonst mach ich das und das tut weh, versprochen.« Ella glaubte, Hass in seinen Augen zu erkennen. Wut und Hass. Sie musste an eines der vielen Märchen denken, die ihr ihre Mutter erzählt hatte.

An den bösen Stier, dem die Wut auf seine Angreifer als rote Blitze aus den Augen geschossen war. Genauso sah Frank gerade aus. Ella zitterte, drückte sich tiefer ins Gebüsch, ging in die Hocke und schrie.

»Hilfe!« Es blieb bei einem kläglichen Versuch. Blitzschnell bückte sich Frank zu ihr hinunter, gab ihr eine Ohrfeige und hielt ihr den Mund zu.

Ella hatte keinem von dem nächtlichen Erlebnis auf dem Flur mit Frau Küpper und Frank erzählt, nicht einmal Alex wusste davon. Warum hätte sie ihr Versprechen brechen und sich – davon ganz abgesehen – fürchterlich blamieren sollen? Es gab nur zwei Möglichkeiten. Entweder hatte Frank einen Grund gesucht, um sie zu quälen, oder jemand hatte die Szene beobachtet.

»Nun pass gut auf. Zieh dich aus und sei still, oder ich baller dir dermaßen eine, dass dir die Lichter ausgehen. Du hast die Wahl. Ich zähle auf drei. Eins ...«

Ella zog ihre Jacke aus und legte sie zitternd, aber akkurat gefaltet neben sich auf den sandigen Boden. Wenn sie jetzt aufstand und ihm ihren Pullover ins Gesicht schleuderte, könnte sie eventuell wegrennen und um Hilfe schreien.

»Lass die blöde Falterei, wir haben keine Zeit, zwei ...«

Sie stand auf, zog den Pullover über ihren Kopf und warf ihn in seine Richtung. Daneben. Noch bevor Ella ihren Plan mit dem Weglaufen in die Tat umsetzen konnte, wurde sie am Knöchel gepackt. Ihr wurden die Füße weggerissen. Sie klatschte ungebremst auf den Rücken.

»Was für ein dummes Ding. Denkst du, dass ich blöd bin? Jetzt reicht's! … Drei.«

Ein Käfer. Groß und schwarz. Er glänzte im Sonnenlicht. Solch einen großen Käfer hatte Ella noch nie zuvor gesehen, und schon gar nicht aus dieser Nähe. Ob er echt war? Sie wusste es nicht. Direkt vor ihrem Gesicht. So nah, dass er sie mit seinen riesigen Fühlern – oder waren es Hörner? – hätte berühren können. Er bewegte sich. Im Gegensatz zu Ella. Nicht mal ein Blinzeln war ihr möglich. Atmete sie? Sie konnte das Sonnenlicht auf ihrem Körper spüren, trotzdem war es kalt, eiskalt. Das schwarze Insekt berührte ihre Nase. Wo war sie? Schuhe. Da waren überall Schuhe. Ganz unterschiedliche Modelle und Größen. Winterstiefel, Turnschuhe und schicke Lackschuhe. Es war still. Keine Stimmen, kein Getuschel. Nicht einmal Vogelgezwitscher war zu hören, obwohl sich Ella ganz sicher war, dass sie auf einem sandigen Boden lag, mitten in der Natur. Der Käfer krabbelte an ihrem Nasenrücken entlang in Richtung ihrer Augen. Dieser schwarze Geselle hatte es gut. Er war frei, konnte tun und lassen, was er wollte. Bestimmt konnte er fliegen. Wie herrlich wäre es, wenn sich Ella auch einfach in die Lüfte erheben könnte. Die Probleme, die Menschen, alles würde klein und kleiner. Ihr wurde bei dem Gedanken leicht ums Herz.

»Waren Sie nicht imstande, dem Kind eine Decke umzulegen, bis der Krankenwagen kommt?«, hörte Ella eine fremde, männliche Stimme.

»Natürlich, Frau Küpper ist gerade ins Haus gerannt, um eine zu holen«, erwiderte die verhasste

schroffe Stimme von Dr. Kleinschmitt.
Was war passiert? Ging es um sie? War sie das Kind, das eine Decke benötigte? Der Käfer hatte jetzt fast ihre Augen erreicht. Er bewegte seine Fühler so, dass sie im nächsten Moment ihre Pupille erreichen würden. So sehr sie sich auch anstrengte, es gelang ihr nicht, sich zu bewegen.

»Sie hätten bis dahin auch Ihre dicke, warme Jacke ausziehen und damit das Kind zudecken können. Ihnen als Direktor ist schon klar, dass wir nach dem, was hier passiert ist, die Polizei verständigen werden? Sie haben die Aufsichtspflicht verletzt und so etwas ist uns bislang noch nicht untergekommen.«

»Jetzt machen Sie mal halblang. Wir können auch nicht alle Heiminsassen vierundzwanzig Stunden beaufsichtigen, dafür haben wir kein Personal. Das waren eben Streitigkeiten unter Kindern, das kommt in den besten Familien vor«, entgegnete der Direx aufgebracht.
Der Käfer war plötzlich verschwunden. Der Blickwinkel hatte sich verändert. Ella sah keine Schuhe mehr, sondern blauen Himmel. Die Sonne lachte ihr ins Gesicht.

»Heiminsassen? Streitigkeiten unter Kindern? Dieses kleine Mädchen hier lag – ich weiß nicht wie lange – auf dem Hof vor dem Heim, nackt, bei Minusgraden und mit einer blutenden Kopfverletzung! Sie ist stark unterkühlt, muss genäht werden und hat meines Erachtens eine schwere Gehirnerschütterung. Alle stehen hier im Kreis, keiner hilft … Sie hören von der Polizei.«

»Aber wir haben den Krankenwagen doch verständigt, Herr Doktor.« Die Stimme von Kleinschmitt war nicht mehr so barsch wie zu Beginn der Unterhaltung.

»Ich, ich hab die 112 angerufen.« Ella erkannte die Stimme von Alex, die aus einiger Entfernung abgehetzt zu ihr herüberschallte.

Ellas Körper bewegte sich ohne ihr Zutun. Er schwankte, als würde sie durchgeschüttelt. Allerdings war es nicht brutal oder unangenehm, eher, als würde sie in einem fahrenden Zug liegen.

KAPITEL 15

Forensische Psychiatrie Heute

Steinhardt brauchte genau sechs Schritte bis zur Tür. Weitere zwanzig Schritte konnte Ella durch das Quietschen seiner Schuhe auf dem Gang mitverfolgen, dann wurde es still. Diesmal war es nicht der Pieper von Dr. Steinhardt gewesen, der sie in ihren Erzählungen hatte innehalten lassen, sondern das Klingeln des Telefons, das er bei der letzten Unterbrechung im Ärztezimmer eingesteckt haben musste.

Es war gut, den Morast, der an Ellas Seele haftete wie ein zäher Teerbelag, mit einem Menschen zu teilen. Auch wenn Dr. Steinhardt kein Vertrauter war – oder gerade deshalb? – so hatte Ella den Eindruck, dass sie zumindest tiefer und leichter atmen konnte. Oder lag es an der Wirkung der Elektrolytlösung, deren letzte Tropfen gerade in Ellas Ader verschwanden? Sie hatte auch den Eindruck, dass sie klarer denken konnte. Als würde sich ein Schleier lichten, der sie über Wochen hinweg gedämpft hatte. Das Quietschen auf dem Gang kam zurück und nach genau zwanzig Schritten wurde Ellas Tür wieder geöffnet.

»Entschuldigen Sie bitte die weitere Unterbrechung, Ella, aber es war wichtig, sonst hätte ich Sie nicht in Ihren Ausführungen gestört. Sebastian, der Pfleger, hat herausgefunden, wo sich Alexander Fröhlich aufhält.«

»Ja? Wo? Wo ist Alex? Geht es ihm gut?«, fragte Ella aufgeregt.

»Den Umständen entsprechend. Er liegt in der Uniklinik Freiburg«, antwortete Steinhardt.

»Klinik? Was ist denn passiert?«

»Er hatte einen Unfall in der Nacht, als wir das Orkantief hatten.«

»Oh Gott. Ist er schwer verletzt? Was ist genau passiert?«

»Schweigepflicht. Es geht ihm den Umständen entsprechend gut. Mehr konnten wir auch nicht in Erfahrung bringen«, antwortete Steinhardt.

»Ich muss zu ihm, ich muss hier raus«, schrie Ella und zerrte an ihren Fesseln.

»Beruhigen Sie sich, Ella. Ich kann Sie nicht gehen lassen.«

Warum konnte sie sich nicht an alles erinnern? Sie hatte mit Alex telefoniert, als sie und Isa unterwegs gewesen waren. Der Orkan …

»Binden Sie mich sofort los! Ich muss zu ihm! SOFORT!«

»Ella, wenn Sie sich nicht beruhigen, dann muss ich Ihnen ein Beruhigungsmittel spritzen. Selbst wenn

Sie in die Uniklinik fahren könnten, würden Sie auch keine Auskunft bekommen. Also bitte«, sagte Steinhardt streng.

»Schon gut«, erwiderte Ella etwas ruhiger. »Durchatmen und eventuell der Trockenheit im Mund entgegenwirken.« Ella drehte den Kopf und wies auf die Wasserflasche, die auf ihrem Beistelltisch stand. »Das wäre möglicherweise gar nicht so schlecht.« Der Arzt verstand, löste Ellas rechte Hand aus der Fixierung, schenkte das Glas voll und reichte es ihr.

Wie sollte sie in dieser Situation Ruhe bewahren? Ihr bester Freund, nein, ihr Bruder im Herzen lag in der Uniklinik und sie konnte nicht zu ihm. Ihr waren im wahrsten Sinne die Hände gebunden. Wie gerne hätte sie seine Stimme gehört. Ein paar Sätze nur, und Ella hätte genau gewusst, wie es ihm ging. Doch Ella musste sich zusammenreißen. Sie wollte keine Beruhigungsspritze, im Gegenteil – nur wenn sie bei klarem Verstand war, konnte die Gedächtnislücke eventuell wieder aufgefüllt werden.

»Konnte der Pfleger auch Isa erreichen?« *Jetzt erzähl nicht, dass sie auch im Krankenhaus liegt.*

»Nein, leider nicht. Ich sage Ihnen aber sofort Bescheid, wenn er etwas in Erfahrung bringt.«

»Ja bitte.« Ella hatte zu kämpfen, dass sich ihre Stimme nicht überschlug. *Ein- und ausatmen.* Ablenken. Wenn sie weiter über ihre Freunde nachdachte, würde sie ihre Tränen nicht länger zurückhalten können.

»Sagen Sie, Ella …« *Ja, Ablenkung, frag was anderes, Doc.* »Kam es Ihnen nicht mittlerweile komisch vor, dass

Sie ständig diese Schwindelattacken und Blackouts hatten?«

Ella stellte das Glas auf den Tisch, rutschte nach oben, so gut es ihr möglich war, und legte ihre Hand unter die Decke. *Antworte, Ella. Egal, was.*

»Irgendwie habe ich damals nicht darüber nachgedacht, es war einfach so. Natürlich hatte ich immer im Hinterkopf, dass es sich eventuell um Wechselwirkungen der Medikamente handeln könnte, aber … es war mir nicht wichtig. Nicht so wichtig wie all die anderen Vorkommnisse. Hinzu kam der Druck vom Verlag. Der Abgabetermin für mein Manuskript rückte immer näher.« *Bla. Bla. Wie geht es Alex? Was kann ich hier bewirken? Nichts! Scheiße!*

Der Arzt machte sich Notizen und sah sie dann lange stumm an. Die Falte zwischen den Augenbrauen kam zum Vorschein. Er sah aus, als würde er ihre bisherigen Erzählungen Revue passieren lassen.

»Hatten Sie zu irgendeiner Zeit eine Liebesbeziehung mit Alex?« *Jetzt lenkt der das Thema wieder auf Alex. Es ist zum Verzweifeln.*

»Nein. Wir haben eine tiefe Verbundenheit, aber sind niemals intim geworden. Eher wie Bruder und Schwester.«

»Aha«, sagte Dr. Steinhardt und machte sich weitere Notizen. *Aha.* Menschen, die bestätigen wollten, dass sie verstanden hatten, ohne detailliert zu kommentieren, sagten *aha.* Menschen, denen keine Entgegnung einfiel, sagten *aha.* Allerdings taten das auch Personen, die der jeweiligen Aussage keinen Glauben schenkten. Ella kamen wieder Zweifel. War es richtig gewesen, diesem Arzt alles anzuvertrauen? Bisher hatte sie sich auf ihre Menschenkenntnis verlassen können, doch dieses Bauchgefühl hatte sie zusammen mit ihren Kilos verloren. Steinhardt konnte im Prinzip all ihre Ausführungen auslegen, wie er wollte. Aber im Grunde genommen lag die Wahl nicht zwischen Freiheit und Gefängnis, sondern zwischen Psychiatrie und Justizvollzugsanstalt. Pest und Cholera.

»Ist Alexander Fröhlich der alleinige Besitzer der Metzgerei?«, unterbrach der Arzt Ellas Gedanken.

»Ja. Ist das denn wichtig für Sie?«

»Damit ich mir ein umfassendes Bild machen kann, ist alles wichtig.«

»Sie glauben aber jetzt nicht, dass es Alex war … Moment mal, Sie glauben, dass Alex und ich gemeinsame Sache gemacht haben. Daher die Frage, ob wir ein Paar sind. Wissen Sie, Dr. Steinhardt, es ist manchmal ganz anders, als es auf den ersten Blick scheint.« Ella wusste, dass sie in der Orkannacht mit Alex telefoniert hatte, aber was war dann gewesen? *Es ist zum Verzweifeln.* Ging es ihm gut? Den Umständen entsprechend, hatte Steinhardt gesagt. Welche Umstände? Warum konnte die Krankenschwester – oder wer auch immer diese telefonische Auskunft erteilt hatte – nicht einfach sagen: Alex wird wieder vollkommen gesund, oder etwas in dieser Art?

»Deshalb haben Sie vor dem Haftrichter geschwiegen. Um Alex nicht zu belasten? Es ist nicht relevant, was ich glaube. Sehen Sie, Ella, alles, was ich bisher auch über Ihre Kindheit erfahren habe, sind Motive

…«

»Aber dann hätte ja jedes der damaligen Heimkinder ein Motiv«, unterbrach Ella.

»Das stimmt. Die vorliegenden Beweise belasten allerdings Sie und Alex, sonst keinen«, konterte Dr. Steinhardt.

»Dann hat das hier doch alles keinen Sinn und ist Zeitverschwendung!« Ella wandte ihren Blick von Steinhardt ab und sah demonstrativ an die Zimmerdecke. Sie wusste nicht mehr, was richtig war. Dieser Arzt glaubte ihr nicht, demnach würde ihr niemand Glauben schenken. Sie hätte Alex nicht erwähnen dürfen. Sie hatte einen gravierenden Fehler gemacht.

»Das Leben ist nicht einfach, Ella, und Sie mussten bereits als Kind die Hölle durchleben. Glauben Sie mir, ich kann gar nicht genug betonen, wie entsetzlich ich das finde. Leider können wir auf das Leben nicht so vorbereitet werden, dass wir jeder Situation gewachsen sind. Leider kann uns bei der Geburt niemand eine Gebrauchsanweisung für die Zukunft in die Wiege legen. Stellen Sie sich vor, dass unser Leben auf Schienen verläuft. Ab und zu werden wir durch Unebenheiten ordentlich durchgerüttelt. Manchmal merken wir aber kaum eine Erschütterung und können Fahrt aufnehmen und uns über die wundervollen Dinge der Umgebung freuen. Dann gibt es Situationen, in denen wir uns entscheiden müssen. Der Richtungswechsel. Haben wir einmal bei einem Stellwerk die falsche Weiche genommen, gibt es eventuell später noch einmal die Möglichkeit, wieder in die korrekte Richtung zu fahren, aber eben dann auf Umwegen. Die Entscheidung bleibt jedem selbst überlassen.«

»Sackbahnhof!«, entgegnete Ella kurz.

»Ja, Ella, genau richtig erkannt. Genau da befinden Sie sich gerade. Daher ist jetzt der Zeitpunkt für die komplette Wende gekommen. Hilfe anzunehmen. Eine Lok, die Sie herauszieht und abschleppt, bis Sie Ihre Schienen gefunden haben und die Fahrt wieder aufnehmen können.«

Ella wandte ihren Blick von der Decke ab und sah Steinhardt eine gefühlte Ewigkeit stumm an.

»Jetzt haben Sie aber einen rausgehauen, was? So einen richtig psychischen, tiefgründigen Vergleich. Haben Sie damit bei Ihren anderen Patienten Erfolg?«

»Die Entscheidung liegt ganz allein bei Ihnen.« Der Arzt klappte die Mappe mit den schriftlichen Notizen und Berichten zu, stand auf und ging zur Tür.

Der Doc hatte recht, zumindest im Kern seiner bildlichen Darstellung. Doch Ella fühlte sich hilflos, in ihrem Stolz verletzt und hatte das zum Ausdruck bringen wollen. War Steinhardt ihre letzte Chance, aus dem Sackbahnhof herauszukommen? Wenn sie ihm alles erzählte, bis zum Schluss, könnte er sie und ihr Handeln besser verstehen? Er würde dann zweifellos wissen … oder? Sie hatte keine andere Möglichkeit. Kein Stellwerk in Sicht und das Aussteigen war ausgeschlossen.

»Halt, warten Sie!«

»Haben Sie es sich noch mal überlegt?«

»Ja, Dr. Steinhardt. Es tut mir leid. Können wir wei-

termachen?«
Der Arzt kam zurück und setzte sich wieder auf den Stuhl neben Ellas Bett.

»Ja, Ella, das können wir.«

KAPITEL 16

Noch drei Tage bis zur Katastrophe

»Warte hier, bin gleich wieder da.« Alex sprang auf und eilte zur Tür. Das Scheppern war laut gewesen, lauter, als wenn nur eine Schüssel, die zu knapp auf einer Tischkante gestanden hätte, zu Boden gefallen wäre. Es musste sich folglich noch eine weitere Person in der Metzgerei aufhalten. Alex hatte erwähnt, dass alle Kunden und Mitarbeiter das Geschäft verlassen hatten. War auch die Tür abgesperrt?

Ella trank den letzten Schluck aus ihrer Colaflasche und stellte sie wieder auf den Tisch. Es war still. Einzig der Sturm peitschte weiter Blätter und Zweige ans Fenster. Ob sie nachschauen sollte, was sich hinter der Tür befand und wo Alex geblieben war? Die Zeit verging, doch er kam nicht zurück. Eventuell war doch noch ein Angestellter im Geschäft, der zu-

mindest in den hinteren Räumen für Ordnung sorgte, wo sich möglicherweise die Wursterei, das Kühlhaus oder das Lager befand. Wenn die komplette Metzgerei so aussah wie Alex' Büro, dann hätte ein Lebensmittelkontrolleur sie zweifellos schon lange geschlossen. Ella griff in ihre Handtasche, nahm zwei der Kapseln aus der Pillenflasche und schluckte diese trocken herunter. *Was soll's, viel hilft viel!*
Sie stand auf, schlich zur Tür und horchte. Nichts. Nach einigen Sekunden ging sie wieder zurück an den Schreibtisch und setzte sich hin. Warten! Er würde garantiert in den nächsten Minuten hereinkommen und ihr eine plausible Erklärung liefern. Was würde es denn bei Alex für einen Eindruck hinterlassen, wenn sie ungefragt andere Räumlichkeiten aufsuchte? Aber wenn Alex ihre Hilfe benötigte? Wenn er doch vergessen hatte, die Tür ... Einbrecher! Die Kasse! Wenn er verletzt irgendwo ... könnte nicht um Hilfe rufen ... Kopfkino! *Jetzt reicht's!*
Ella zog die Tür mit einem beherzten Ruck auf. Dunkelheit empfing sie und ein Duft, der ihr selbst als Vegetarierin Appetit machte. Geräucherte Wurstwaren, im Ofen gebackener Fleischkäse und im Fett gebratene Schnitzel. Sie sah förmlich, wie sich die Panade in kleinen Blasen vom Fleisch abhob und das Goldgelb in ein knuspriges Braun wechselte. Ihr lief das Wasser im Mund zusammen. *Du bist Vegetarierin. Lass den Quatsch!*

»Alex.« Keine Antwort. »Alex, wo bist du?« Wieder keine Reaktion. Für einige Sekunden stand sie ganz still. Nichts! Ella suchte die Wände rechts und links neben der Tür ab, doch ein Lichtschalter war nicht zu finden. *Das gibt es doch nicht.*

»Alex?« Doch auch auf ihren lauten Ruf erhielt Ella keine Antwort. Sie ging zurück ins Büro und kramte in ihrer Handtasche nach dem Handy. *Hab ich das irgendwo liegen lassen? In der Boutique?*

Behutsam und Schritt für Schritt ging sie in den Gang. Der Lichtschein vom Büro reichte etwa zwei Meter, dann wurde es dunkel. Mit ihrer rechten Hand tastete sie sich an der rauen Wand entlang. Der Rauputz ging irgendwann in Fliesen über. Sie spürte einen Luftzug und gleich darauf knallte die Bürotür, aus der sie gekommen war, zu. *Mist!* Die Wandfläche war zu Ende. Hier musste sich ein größerer Raum anschließen. Ella hob ihre Arme wie ein Schlafwandler nach vorne und stieß an etwas Großes. Fleisch! Bestimmt war es Fleisch. Fest, muskulös, glatt und kalt. Hier und da berührte sie einige Härchen. Sie zuckte zurück, als sie den Knochen fühlen konnte. Eine Schweinehälfte, oder? Auf alle Fälle war das Ding vor ihr halbiert.

»Alex, verflixt wo bist du?«, rief Ella verzweifelt. Sie ließ von dem toten Tier ab und ging weiter voran. Warum war hier nirgends Licht? Und so, wie es den Anschein hatte, war in diesem Raum auch kein Fenster, oder die Rollläden waren fest verschlossen. Draußen dämmerte es zwar schon, aber es war nicht stockfinster. Ob Alex eine Taschenlampe im Büro deponiert hatte? Ob sie zurückgehen sollte? Wie gern würde sie jetzt zwei ihrer Kapseln schlucken, die eine unerklärlich beruhigende Wirkung auf sie hatten.

»Aua!« Ella spürte zuerst einen brennenden

Schmerz, der dann in einen dumpfen, drückenden überging. Sie legte die Hand auf ihre Hüfte und beugte sich etwas nach vorne. Es musste sich um die Ecke eines Tisches handeln, gegen die sie gestoßen war. Sie spürte eine glatte, kalte Oberfläche. Ein Edelstahltisch. Ella versuchte, die Gedanken an geschlachtete Tiere, die hier in Einzelteile zerlegt und zu Rollbraten oder Wurst verarbeitet wurden, zu verdrängen. Es ging nicht. Der leckere Geruch, der ihr eingangs entgegengeströmt war, kam gegen die gerade entstandenen Bilder vor ihrem geistigen Auge nicht an. Sie stellte sich Töpfe vor, in denen literweise frisches Blut, Fett und Gewürze aufgekocht wurden. Blutwurst! Schon das Wort allein ließ sie frösteln. Wie Metzger die Filetstücke aus den Schweinen und Kälbern schnitten oder gar die Köpfe vom Rumpf trennten. Ihr wurde übel. *Hör auf damit!*

»Alex!«, schrie Ella. Sie wollte raus hier. Weg aus diesem dunklen, kalten und unheimlichen Raum. Plötzlich wurde eine Tür aufgerissen und das Licht ging an. Die Leuchtstoffröhren blendeten sie. Ella zuckte zusammen und musste die Augen zusammenkneifen.

»Bin wieder da«, rief Alex.

»Boah, verflixt noch mal. Erschrick mich doch nicht so. Wo warst du denn so lange? Und warum zum Kuckuck gibt es hier keinen Lichtschalter?«
Alex kam auf Ella zu und nahm sie in den Arm.

»Hey, beruhig dich, Kleines. Entschuldige, aber da war tatsächlich jemand. Der ist hier aus dem Lieferanteneingang rausgerannt. Ich bin noch hinterher, hab ihn aber leider nicht mehr erwischt. Hatte wohl vergessen, abzuschließen.« Er streichelte Ella über den Kopf. »Und die Lichtschalter sind im Gang weit unten angebracht, damit man sie – wenn man die Hände voll hat – mit den Füßen betätigen kann.«

»Mensch, ich hab dermaßen einen Schreck bekommen, als du so lange weg warst und dann hier allein im Dunkeln«, sie wies auf eine der Schweinehälften, die auf der Seite hing, »mit diesen Schweinen … mir ist schlecht.«

KAPITEL 17

Vor vielen Jahren

Pflanzen waren wunderbar. Auch die Küchenkräuter mit ihrem Duft hatten einen ganz eigenen Charme. Dill, Rosmarin, Lavendel, Basilikum, Petersilie und ganz besonders der Liebstöckel hatten es Ella angetan.

»Und das hier ist Estragon. Das wird gerne zum Würzen von Soßen, Fisch, Käse und Fleisch genommen. Aber all diese Kräuter haben auch eine heilende Wirkung. So kann man Estragon zum Beispiel gegen Husten, Magen-Darmbeschwerden oder Übelkeit verwenden«, sagte Hilde.

»Das ist spannend«, erwiderte Ella und buddelte ein weiteres Loch in die Erde.

»Dieses Gewächshaus ist eine kleine Oase. Schau, da drüben wachsen bald die Tulpen und Hyazinthen. Eigentlich sollte ich hier nur Nutzpflanzen anbauen, aber so ein paar Blumen lassen doch alles gleich in einem freundlicheren Licht erscheinen, nicht wahr?«

»Ja, da hast du recht.« Ella putzte sich notdürftig ihre Hände an einem Tuch ab und zog ihre Jacke aus.

»Es ist warm hier drin. Das kommt durch das Glasdach. Selbst wenn es draußen sehr kalt ist, heizt sich das Gewächshaus durch die Sonneneinstrahlung auch im Februar ordentlich auf«, sagte Hilde und streichelte Ella über den Kopf. »Du hattest gestern erwähnt, dass du immer noch so starke Kopfschmerzen hast, Ella.«

»Ab und zu schon.«

»Da hab ich was für dich mitgebracht. Ein selbstgemachtes Öl aus Pfefferminze und Rosmarin. Warte …« Die Köchin griff in die Tasche ihrer Schürze und holte ein kleines, braunes Fläschchen hervor. »So, davon reibst du ein paar Tropfen auf deine Stirn, die Schläfen und den Nacken. Du wirst sehen, dann geht es bald wieder besser.«

»Danke! Es wäre schön, wenn ich immer bei dir in der Küche oder hier im Gewächshaus sein könnte. Ich will nicht zurück zu den Kindern und Erziehern.«

»Ja, Kleines, das würde mir auch gefallen. Nach dem, was alles passiert ist, lassen sie dich in Ruhe, oder?«

»Schon«, erwiderte Ella.

»Seither kommt doch immer wieder eine Frau vom Amt vorbei, beobachtet, wie die Erzieher mit den Kindern umgehen, und unterhält sich auch mit euch. Du hast sogar die Erlaubnis von Dr. Kleinschmitt, nach der Schule hier bei mir zu sein. Dann hat das Ganze doch auch etwas Positives.« Hilde lächelte und ihre Grübchen an den Wangen kamen zum Vorschein. Hilde war wie eine Insel im dunklen Ozean. Eine Insel, auf der leuchtende Blumen wuchsen und Kräuter, deren Duft köstlich in der Nase kitzelte.

»Was ist eigentlich mit deinen Großeltern? Warum kommt dich niemand besuchen oder kann dich zu sich nach Hause nehmen?«

»Die kenne ich nur von Fotos. Die sind leider schon früh gestorben«, antwortete Ella traurig.

»Weißt du, Schätzelein, dann bin ich eben jetzt so was wie deine Ersatzoma, ja?«

»Au ja, Oma Hilde.«

»Kannst du hier für ein paar Minuten alleine weitermachen, Ella? Ich muss in die Küche und nach den Kartoffeln fürs Abendessen schauen.«

»Ja, klar.« Hilde wackelte langsam an den Hochbeeten vorbei. Ella hörte die Glastür ins Schloss fallen und machte sich wieder gewissenhaft an die Arbeit.

»Du bist schuld!«

Ella ließ die Schaufel fallen und fuhr herum. Da war niemand, der das gesagt haben konnte. Sie sah in den langen Gang zwischen den Hochbeeten und lief ein Stück weiter bis zur Tür. Da war immer noch niemand. Ihr Herz schlug schneller.

»Hallo, wer ist da?«, fragte Ella. Keine Antwort.

»Hallo, ich hab dich doch gehört.« Nach einer Weile ging sie wieder zurück zu ihren Pflanzen.

»Du bist schuld!« Ella fuhr blitzschnell herum. Sie sah sich in alle Richtungen um, sogar nach oben zum Glasdach.

Eines der großen Kinder war auf die Leiter geklettert, die gegen das Gewächshaus lehnte, und hatte eine

Luke am Glasdach geöffnet. Eine pausbackige, grinsende Mickey Mouse sah Ella direkt in die Augen.

»Wer bist du? Zieh die Maske aus«, sagte Ella. Ihr wäre es allerdings lieber gewesen, wenn derjenige mit dieser Maske einfach wieder verschwunden wäre.

»Du bist schuld. Du bist an allem schuld.« Ella hörte genau hin, doch durch die Maske und auf die Entfernung konnte sie die Stimme nicht erkennen. Es war ihr auch nicht möglich, einzuschätzen, ob es sich um eines der Mädels handelte oder ob es ein Junge war, der ihr hier einen Schrecken einjagen wollte. Die verdreckte Jeans war genauso wie der dunkle Pullover viel zu groß für die Person auf dem Dach.

»Lass mich in Ruhe. Geh weg!«, rief Ella mutig. Hilde kam sicher gleich aus der Küche zurück, dann hatte sich der Spuk bestimmt schnell erledigt.

»Du bist schuld, dass deine Eltern einen Unfall hatten und tot sind ... du bist schuld, dass allen in deiner Nähe etwas Schreckliches passiert!« Schuld am Tod ihrer Eltern? Ella bekam keine Luft. Als wäre diese Mickey Mouse hinuntergestiegen und würde ihr die Hände um den Hals legen. Sie war schuld!

Ella hatte Mama im Auto nur um einen Schluck Wasser gebeten. Die Flasche war schwer gewesen. Sie war Ella aus der Hand geglitten und unter dem Fahrersitz nach vorne gerollt. Sie war schuld. Die Maske hatte recht!

»Hörst du, du bist eine Hexe. Allen, die du liebst, wird etwas passieren, wenn sie in deiner Nähe sind.« Ella rang immer noch nach Luft und setzte sich auf den Boden.

»Um Gottes willen, Kind, was ist denn passiert?« Ella wusste nicht, wie viel Zeit vergangen war. Wann war die Maske verschwunden? Hilde beugte sich über Ella und strich über ihre Stirn.

»Soll ich einen Arzt rufen? Ist es wieder schlimmer geworden mit deinem Kopf?«

»Nein danke. Ich brauche keinen Arzt, aber ich glaube, ich muss mich etwas hinlegen.«

»Ja, mach das. Aber wenn es nicht besser wird, dann sag einer Erzieherin Bescheid, ja?«

»Mach ich. Hilde …?«

»Ja, Kind?«

»Es kann auch sein, dass ich in den nächsten Tagen nicht zu dir komme.« Ella hatte Tränen in den Augen.

»Geht es dir so schlecht? Dann sollten wir doch einen Arzt verständigen. Ich mach mir Sorgen um dich.«

»Du musst dir keine Sorgen machen. Vielleicht brauche ich einfach nur noch ein paar Tage Ruhe.«

KAPITEL 18

Noch zwei Tage bis zur Katastrophe

»Hey, na, wieder wach?« Durch die halb zugezogenen Gardinen blitzte und blendete das Sonnenlicht.

»Ella?«

Wo war sie? Was war vorgefallen? Welcher Tag war heute?

»Ja.« Sie blinzelte, wurde aber noch immer so geblendet, dass sie nicht erkennen konnte, welche weibliche Person vor ihr saß und mit ihr sprach.

»Warte, ich ziehe die Vorhänge mal auf, dann geht's gleich besser.« *Auf? Zu!*

»Isa, du!? ... Wo bin ich, was ist denn los?« Ella lag auf einem alten Sofa. Eine der Sprungfedern drückte permanent in ihren Rippenbogen. Sie versuchte, sich aufzurichten, doch der Kreislauf wollte das nicht zulassen, daher fiel sie wieder zurück auf das Kissen.

»Langsam, Ella. Hier, ich hab einen starken Kaffee für dich. Trink und werde erstmal wach, dann reden wir weiter.« Isa hielt ihr eine große Tasse unter die Nase. Ein herrlicher Duft. Ella drehte sich auf die Seite und richtete sich auf den Ellenbogen auf. Dann nahm sie die dickbauchige Tasse an und trank dankbar einen großen Schluck. Sie war in einem winzigen Raum. Die Couch musste ihre besten Zeiten in den Achtzigern gehabt haben. Den Beistelltisch und den Läufer hatte es vermutlich im gleichen Jahr zum Sparpreis gegeben. Nach dem zweiten Schluck versuchte Ella abermals ihre Gedanken zu sortieren, kam allerdings immer noch zu keinem Ergebnis.

»Isa, wo bin ich, wie bin ich hierhergekommen und was machst du hier?«

»Eins nach dem anderen. Du bist hier in einem der Nebenzimmer der Metzgerei Fröhlich.« Genau. Sie war bei Alex gewesen. Richtig! Die Unterhaltung. Das musste gestern gewesen sein, oder lag sie schon länger hier?

»Wo ist Alex?«

»Der ist noch nicht im Laden. Ich nehme an, dass er auf dem Großmarkt Besorgungen macht.« *Noch nicht da, aha. Warum noch nicht? Ich bin doch auch da, und wenn ich hier bei ihm … Ich hab keinen Plan!*

»Möchtest du ein Schinkenbrötchen?«

»Ich esse kein Fleisch, aber danke. Hast du meine Handtasche gesehen?«

Isa stand auf, ging ans Fußende des Sofas, hob dort die Handtasche vom Boden auf und gab sie Ella.

»Danke!« Ella kramte in der Tasche herum. »Ich

kann mein Handy nicht finden.«

»Ich schau nachher mal im Büro, vielleicht liegt es ja da«, entgegnete Isa. Ella nahm die Pillenflasche aus der Tasche, schüttelte zwei Kapseln auf ihre Handfläche und schluckte diese mit Kaffee hinunter.

»Sag mal, Ella. Wie viel nimmst du denn von dem Zeug? Das Fläschchen ist ja schon wieder fast leer.«

»Mach dir keine Sorgen. Hast du noch welche?«

»Ja, aber wie soll ich mir denn keine Sorgen machen? Du bist total durch den Wind, ich habe dich heute Morgen hier im Nebenraum vom Chef gefunden, als ich mich umziehen wollte. Du warst total weggetreten. Mensch, hab ich einen Schreck bekommen, das kannst du glauben. Was machst du denn hier die ganze Nacht, um Gottes willen?« Ella trank ihre Tasse aus und versuchte erneut in die Senkrechte zu gelangen. Diesmal spielte ihr Kreislauf mit und sie konnte sich auf den Rand der Couch setzen.

»Wie, Chef? Wer?«

»Alex Fröhlich ist mein Chef, ich arbeite hier als Fleischereifachverkäuferin.«

»Ich dachte, dass du im Fitnessstudio ...«

»Das mache ich doch nur nebenher. Also, was machst du hier?«

»Alex und ich sind von Kindheit an befreundet. Wir hatten uns gestern Abend hier verabredet.«
Ella massierte ihre Schläfen. Sie hatte Kopfschmerzen und der Presslufthammer unter ihrer Schädeldecke wollte keine Pause einlegen.

»Warte. Ich hol dir jetzt mal ein Käsebrötchen, eine zweite Tasse Kaffee und eine Aspirin. Und wenn es dir

wieder schwindelig werden sollte, leg dich hin, ja?«
Ella wollte ablehnen, doch momentan konnte sie Isas Stimme nicht ertragen. Jedes einzelne ihrer Worte schepperte in ihrem Gehörgang, als würde ein Schlagzeuger rhythmisch auf das Becken schlagen. Daher war sie froh, dass Isa wenigstens für einige Minuten den Raum verlassen würde.
Ellas letzte klare Erinnerung an gestern Abend war, dass Alex sich aus dem Kühlschrank ein Bier holen wollte. Danach nichts mehr. Wieder ein Blackout. Was passierte mit ihr während eines solchen Blackouts? Lag sie einfach nur da und schlief? Konnte jeder in ihrer Nähe mit ihr anstellen, was er wollte, und sie wusste nichts davon? Oder war sie wach, ansprechbar, konnte sich bewegen und erinnerte sich danach nur nicht? So oder so, ein furchteinflößender Gedanke. So langsam zweifelte Ella an ihrem Verstand.
Sie sollte zum Arzt gehen, das wäre vernünftig. War sie vernünftig? Diese Pillen – auch wenn sie Nebenwirkungen oder Wechselwirkungen mit den Psychopharmaka hatten – waren ihre Rettung. Die Kilos schmolzen von Tag zu Tag. Sie könnte irgendwann schlank sein, ohne sich dafür monatelang kasteien zu müssen. Keine Zelte mehr tragen, sondern Kleidung in gängigen Größen, modern und schick. Sie würde in der Öffentlichkeit keine abwertenden Blicke mehr ernten und eventuell irgendwann den Mann ihrer Träume kennenlernen. Ihre Entscheidung. Und wenn Ella die ganze Sache nüchtern betrachtete … weniger Gewicht war förderlich für ihre Gesundheit. Der Arztbesuch war gestrichen.

Die Kopfmassage hatte nichts bewirkt und sie hoffte auf die zweite Tasse voller Koffein. Es klopfte es an der Tür.

»Ja.«

»Da bin ich wieder.« *Das war nicht zu überhören.* Isa kam mit einem Tablett zurück, auf dem zwei große Kaffeebecher, ein mit Käse belegtes Brötchen und ein Glas Wasser standen. Sie stellte das Tablett auf den Beistelltisch.

»Hier, ich hab die Aspirin schon aufgelöst. Trink erstmal das Glas aus, dann geht's deinem Kopf bald besser.«

»Danke!«

Isa nahm sich eine der Tassen und setzte sich neben Ella aufs Sofa. »Warum hast du mir nie erzählt, dass du meinen Chef kennst?«

»Woher sollte ich denn wissen, dass Alex dein Chef ist?«

»Da haste auch wieder recht.« Isa grinste und reichte Ella das Käsebrötchen.

»Hast du Alex denn heute noch nicht gesehen?«

»Nein.«

»Wir hatten uns gestern Abend in seinem Büro unterhalten, er hat sich ein Bier aus dem Kühlschrank geholt und dann …«

»Und dann«, wiederholte Isa, »was ist dann passiert?«

»Keine Ahnung, aber er würde mich doch nicht einfach die ganze Nacht hier liegenlassen und am nächsten Morgen in aller Seelenruhe zum Großmarkt fah-

ren, oder?«
Ella zermarterte sich den schmerzenden Schädel. Es konnte auch gut möglich sein, dass sie wieder in Ohnmacht gefallen war und Alex sie hier auf das Sofa gelegt hatte. Seine Wohnung befand sich zwar direkt über der Metzgerei, doch wie hätte er – auch wenn Alex ein starker Mann war – sie unbeschadet über die schmale Treppe nach oben befördern sollen? Ella wog immer noch weit über einhundert Kilo.

»Wird sich schon alles aufklären.«

»Hast du mein Handy gefunden?«, fragte Ella.

»Nein, im Büro war es nicht.«

»Dann ruf du doch bitte mal Alex an.«

Isa stand auf und stellte ihre Tasse auf das Tablett. »Okay, bin gleich wieder da.«

Nachdem Isa den Raum verlassen hatte, leerte Ella ihre Handtasche auf dem Sofa aus. Lippenstift, Kugelschreiber, Nagelfeile, Notizblock, Taschentücher, Antidepressiva und ihr Schlüsselbund. Kein Handy. Sie erinnerte sich, dass sie das letzte Mal in der Umkleidekabine mit Alex telefoniert hatte. Ob sie das Smartphone doch in der Boutique liegengelassen hatte?
Die Kopfschmerztablette, die ihr Isa in einem Glas Wasser aufgelöst hatte, musste bestimmt bald wirken. Allerdings wurde ihr nun zu allem Überfluss auch noch übel und sie hatte mit dem Käsebrötchen zu kämpfen, das den Rückwärtsgang antreten wollte. Nachdem sie den letzten Schluck aus dem zweiten Kaffeebecher getrunken hatte, blieb Ella nichts wei-

ter übrig, als sich wieder zurück aufs Sofa zu legen. *»Es wird sich schon alles aufklären«,* hatte Isa gesagt.

KAPITEL 19

Noch zwei Tage bis zur Katastrophe

Isa stieß so plötzlich die Tür auf, dass Ella zusammenzuckte.

»Nur die Mailbox.«

»Hast du Alex eine Nachricht hinterlassen?«

»Ja, klar. Aber wenn er tatsächlich im Großmarkt ist, macht er immer sein Handy aus.« Isa setzte sich auf die Couch. Sie hatte heute sehr viel weniger Schminke aufgelegt als sonst. Durch das Sonnenlicht, das Isa direkt ins Gesicht schien, fiel ihre Narbe auf, die vom Ohr über die Wange bis unterhalb des rechten Auges reichte. Es musste sich um eine tiefe Wunde gehandelt haben. Wenn Isa Ellas Freundin war, warum hatte sie noch nie über die Entstehung der Narbe gesprochen? Auf der anderen Seite hatte Ella auch noch nie danach gefragt. Warum auch. Ihr waren Äußerlichkeiten – abgesehen von ihren eigenen elefantösen Ausmaßen – nicht wichtig. Die Person zählte, egal welcher Herkunft, Hautfarbe oder Gebrechen. Selbst wenn ein Mensch Narben über das gesamte Gesicht und den Körper verteilt hatte, so konnte dieser Mensch für Ella wunderschön sein.

»Mach dir keine Sorgen, der ist bestimmt in der nächsten Stunde hier und dann wird sich alles aufklären.« Isa streichelte Ella über den Arm. »Hör mal, du siehst echt nicht gut aus, ich mache mir eher Sorgen um dich. Soll ich einen Arzt anrufen oder dich hinbringen?«

»Nein danke. Lass mich einfach noch ein bisschen hier liegen, das wird schon wieder.«

»Okay, dann geh ich mal an die Arbeit, sonst gibt's Mecker vom Chef.« Isa zwinkerte Ella zu und stand auf. »Wenn was ist, dann ruf mich einfach.«

»Ja«, sagte Ella. »Sagst du mir gleich Bescheid, wenn du etwas von ihm hörst?«

»Klar, mach ich.«

Nachdem Isa die Tür hinter sich geschlossen hatte, zog Ella die Wolldecke bis unters Kinn und schloss die Augen.

»Du bist schuld! Allen Menschen, die du liebst, wird etwas Schreckliches passieren«, hallte es in Ellas Schädel. Sie drehte sich zur Lehnenseite. *Denk einfach an nichts. Blödsinn! Wie kann man denn an nichts denken? Wie sieht Nichts aus? Was hat man dir beigebracht? Das Unterbewusstsein kennt das Wort* nicht *nicht. Denk nicht an einen Elefanten im rosa Tütü und was siehst du? Eben!* Ella drehte sich auf die andere Seite, dachte an

Alex und schlief nach einiger Zeit ein.

»Mama, wie lange dauert's noch?«, fragte Ella und lehnte sich in der Lücke zwischen Fahrer- und Beifahrersitz nach vorne. Die Autobahn war blöde. Es gab nichts Interessantes zu sehen. Nachdem Ella ihre Bücher gelesen, mit Papa Autokennzeichen geraten und *Ich sehe was, was du nicht siehst* mit Mama gespielt hatte, war es langweilig geworden.

»Ich weiß, es ist eine sehr lange Fahrt an die Ostsee, aber wir machen am nächsten Rastplatz halt und vertreten uns mal die Füße. Schnall dich bitte an, Ella.«

»Mmmhhh, keine Lust«, erwiderte Ella unleidlich. Sie lehnte sich wieder an die Rückbank und sah zum Fenster hinaus. Die Landschaft hatte sich verändert. Ihr Zuhause in Kirchzarten war umringt von Bergen. Mit dem Auto war es nicht weit bis zum Rosskopf, Kandel, Schlossberg, Feldberg oder Schauinsland. Diese Gegend hier an der Autobahn war flach. Nicht einmal ein Hügel war zu sehen.

»Mama.«

»Ja, Ella.«

»Wie lange noch bis zum Füßevertreten?«

»Eine halbe Stunde wirst du dich noch gedulden müssen«, sagte Papa, der am Steuer saß, und nahm somit Mama die Beantwortung ihrer Frage ab. Ella stöhnte und rutschte wieder nach vorne zwischen die Lehnen.

»Maamaaa.«

»Jahhaaa, Ellaaa.«

»Mir ist sooo langweilig.«

»Sollen wir noch mal *Ich sehe was, was du nicht siehst* spielen?« Mama drehte ihren Kopf zu Ella und lächelte.

»Och nö, das hatten wir ja schon.« Ella zog die Mundwinkel nach unten.

»Na gut. Ich habe hier noch einen Joker in meiner Handtasche. Der war genau für diesen Moment gedacht, warte.« Mama kramte in ihrer Handtasche, die zwischen ihren Beinen im Fußraum stand. »Hier, Ella. Das ist ein Zauberwürfel. An dem habe ich mir früher die Finger wund geknobelt.« Ella nahm das Zauberding interessiert an sich. Es bestand aus vielen weiteren kleinen bunten Teilen. »In dem Würfel sind kleine Gelenke, so kannst du ihn drehen.« Mama zeigte Ella, wie sie die einzelnen Quadrate bewegen konnte. »Sinn ist es, dass jede Seite zum Schluss die gleiche Farbe hat. Probiere es mal aus.«

»Okay, danke!« Ella setzte sich bequem auf den Rücksitz, lehnte sich an und betrachtete den Würfel ganz genau.

»Mama, ich hab Durst«, sagte sie nach einer Weile.

»Kannst du nicht noch bis zum Rastplatz warten?«

»Nein, mein Mund ist schon total trocken, guck.« Ella streckte zur Bestätigung die Zunge heraus.

»Dann gib ihr die Flasche nach hinten. Pass aber auf, Ella, die ist schwer.« Papa zwinkerte ihr durch den Rückspiegel zu.

»Na gut. Hier«, sagte Mama und reichte Ella die Glasflasche. »Jetzt schnall dich aber auch bitte an.« Ella rutschte nach links hinter den Fahrersitz und gehorchte ihrer Mutter. Dann schraubte sie den Verschluss der Flasche ab und hob sie an ihren Mund.

»Nur noch zwei Stunden, dann sind wir in unserem Ferienhaus am Meer. Es wird bestimmt wunderbar. Aber die lange Fahrt macht mir jetzt auch zu schaffen«, sagte Papa.

»Wir können uns gerne noch mal abwechseln mit dem Fahren, ich bin wieder fit«, antwortete Mama.

Ein roter Kombi fuhr auf der linken Spur und Ella sah hinüber. Hinten saß ein Junge, der in etwa Ellas Alter hatte. Ihre Blicke trafen sich. Er lächelte und winkte ihr zu. Der Kombi fuhr eine lange Strecke gleichauf mit Papas Auto. Der Junge zog Grimassen und Ella versuchte, ihn zu übertrumpfen. Bestimmt war die Familie auch auf dem Weg in den Urlaub und dem Burschen war genauso langweilig wie ihr. Ella zeigte ihm die große Flasche in ihrer Hand und hob sie an … dann ging alles blitzschnell. Ihr rutschte die Flasche aus der Hand, die daraufhin unter dem Fahrersitz verschwand. Der Junge sah nach vorne, dann wieder zu Ella, riss die Augen auf und zeigte aufgeregt geradeaus.

»Was soll denn …«, schrie Papa.

Ella wurde in den Sicherheitsgurt gedrückt. Ihre Spiele, Bücher und Gepäckstücke flogen an ihrem Kopf vorbei …

»Ella, hallo, Ella, wach auf«, rief Isa. Ein Albtraum, so real, dass Ella das Gefühl hatte, als säße sie noch im Wagen ihres Vaters. Sie hatte die Gesichter ihrer Eltern vor Augen. Konnte den angenehmen Duft des Parfüms ihrer Mutter riechen und hörte ihre Stimmen.

Sie war schuld. Nur durch ihre Schuld war ihr Vater ungebremst in das Stauende gerast. Die Stimmen damals im Gewächshaus hatten recht gehabt. Und wenn jedem Menschen, den sie liebte oder gern hatte, etwas Schreckliches passierte, dann war Alex auch in Gefahr, oder?

»Hast du schlecht geträumt?«, fragte Isa.

»Ist Alex da?«, überging Ella die Frage.

»Nein, aber er hat angerufen.«

»Gott sei Dank! Geht es ihm gut? Was sagt er? Kann ich mit ihm telefonieren? Nun sag schon …«

»Du lässt mich ja nicht zu Wort kommen. Also, Alex geht es gut. Er ist noch geschäftlich unterwegs und ihr trefft euch übermorgen, wie ausgemacht«, erklärte Isa.

»Wie, übermorgen? … ausgemacht? Wo? … Wann …?«

KAPITEL 20

Vor vielen Jahren

Ein höllischer Schmerz, der von den Knien über die Oberschenkel und den Rücken bis hinauf zu ihrem Kopf stach. Als hätte jemand einen langen Speer durch sie hindurch gerammt. Aufgespießt! Ella sah hinunter. Blut. Zuerst tropfte es nur und rann langsam über ihre Waden. Dann lief es über die scharfen Kanten der Stahlschiene, auf der sie kniete. Kleinschmitt hatte alle Kinder im Keller versammelt. Und alle knieten auf etwa zehn Zentimeter hohen, fünf Zentimeter breiten und dreißig Zentimeter langen Schienen mit messerscharfen Kanten.
Ella lehnte sich nach vorne, um sich mit den Händen auf dem Boden abzustützen.

»Gerade!«, zischte Kleinschmitt. »Für dich gilt das Gleiche wie für alle anderen auch, mein Fräulein. Ihr stützt Euch nicht mit den Händen auf dem Boden ab, ist das klar?«

»Ja, aber das tut so weh, Herr Direktor. Bitte dürfen

wir jetzt aufstehen?«, fragte Petra.

»Dir geb ich gleich aufstehen.« Der Heimleiter ging mit großen Schritten auf Petra zu, die ihren Platz direkt neben Ella eingenommen hatte, und schlug ihr mit einem Stock auf den Rücken. Sie fiel nach vorne und schrie.

»Ruhe. Aufrecht, los!« Petra rappelte sich auf.

Der stechende Schmerz verschwand. Sie spürte ein Pulsieren. Wie lange musste sie das noch ertragen? Die Haut platzte gänzlich auf. Diese scharfen Kanten würden bestimmt bald den Knochen erreichen und sie würde nie wieder gehen können. Nachdem einige Kinder leise vor sich hin stöhnten, zischte Kleinschmitt: »Hört auf mit der Heulerei, sonst dauert es noch länger. Ich möchte hier im Züchtigungsraum in Ruhe meine Zeitung lesen.«

Sobald sich Ella bewegte oder einen Laut von sich gab, würde das für sie noch schlimmere Folgen haben. Ella hatte nicht geahnt, dass man derartige Schmerzen empfinden konnte. Warum wurde ihnen das angetan? Sie sah an die modrigen Wände. Suchte nach etwas, auf das sie sich konzentrieren konnte, um nicht laut loszuheulen. Innerlich schrie sie bereits seit einer Ewigkeit. Dieses Gewölbe hier im Keller war beängstigend. Alex kniete direkt neben Kleinschmitt in der ersten Reihe mit dem Rücken zu Ella. Er zuckte nicht einmal. Sein Oberkörper war kerzengerade, als würde ihm das alles nichts ausmachen.

Schrei, Ella, schrei! Sie presste ihre Lippen aufeinander und hielt die Luft an. Das Pulsieren hatte den Rhythmus geändert. Ihre zerfetzte Haut brannte. Heiße, spitze Nadelstiche durchbohrten ihre Gelenke. Sie konnte den Schmerz nicht länger ertragen und ließ sich zur Seite kippen.

»Okay, ihr könnt gehen. Ella, du bleibst noch hier.« Die Kinder stützten sich ab und standen langsam auf. Nachdem der Letzte den Raum verlassen hatte, kam der Direktor zu Ella, die immer noch auf dem Boden lag.

»Steh auf«, befahl Kleinschmitt. Ella drehte sich reflexartig in den Vierfüßlerstand: »Auaaaa«, schrie sie, als ihre Knie den Boden berührten.

»Weißt du, warum ich das heute von euch verlangt habe?«, überging Kleinschmitt Ellas Klagen.
Sie stützte sich mit den Händen am Boden ab und stand langsam auf. Der zu Beginn gefühlte Speer musste weiterhin in ihren Gelenken stecken, denn Ella konnte nur in leicht gebeugter Haltung stehen. Sie blickte auf den Boden. Ihre Tränen wollte sie nicht zeigen. Das Antworten fiel ihr schwer und so schüttelte sie nur den Kopf.

»Glaubst du, es fällt mir leicht, euch so zu bestrafen?« *Ja!!!* »Glaubst du, ich mache das nur aus Jux und Tollerei?« *Ja!!* »Nein, mein Mädchen …« *Ich bin nicht dein Mädchen.* »… Ich möchte euch einzig und allein auf den richtigen Pfad führen. Durch euer Fehlverhalten kam das Kinderheim in Verruf und wir wurden wochenlang kontrolliert. So etwas kann ich nicht dulden. Und eins noch. Die Erlaubnis, dass du dich nach der Schule bei der Köchin aufhalten darfst, ziehe ich ab sofort zurück. Das ist ja wohl klar, oder?«
Ella sah weiterhin nach unten. Ihre Tränenflut tropfte

auf den Steinboden. Sie konnte nicht antworten. Immer wieder versuchte sie, ein Knie durchzudrücken, doch es gelang ihr nicht. Als würden Splitter in ihren Gelenken festsitzen, die die Bewegung blockierten. Sie zitterte und schwankte. Wie gern würde sie sich jetzt irgendwo festhalten, sich hochziehen, um den Druckschmerz zu lindern. *Mama, wenn du mich siehst, irgendwo da oben, hilf mir!*

»Hörst du mir eigentlich zu? Hast du mich verstanden?«

Ella nickte.

»Sieh mich gefälligst an!« Er griff mit seinen riesigen Pranken unter Ellas Kinn, quetschte es zusammen und zog ihren Kopf nach oben.

»Ja«, presste Ella heraus. Kleinschmitt hatte einen starren Blick. Große dunkle, aufgerissene Augen, die ihr Angst bereiteten. Wie ein bodenloser Abgrund, in den sie irgendwann hineinfallen würde.

»Gut. Und weil du als Erste aufgegeben hast, wirst du den Flur bei den Schlafsälen kniend mit der Zahnbürste schrubben. Geh jetzt.«

Jeder Schritt war eine Qual. Stufe für Stufe zog sie sich am Geländer nach oben. Adlerkrallen hatten sich tief in ihr Fleisch gebohrt. Krallen, die bei jedem Beugen der Knie zupackten.

»Komm, ich helfe dir«, sagte Alex und kam ihr von der obersten Stufe aus entgegen. Er streckte ihr seine Hand entgegen. Seine Jeans waren an den Knien zwar aufgerissen, aber Blut konnte Ella nicht entdecken.

»Wir müssen hier verschwinden. Der Alte kommt

bestimmt auch gleich aus dem Keller.« Alex stützte Ella. Sie gingen durch den langen Flur, am Haupteingang vorbei, bis zur Treppe, die zu den Schlafsälen führte. Zu Ellas Verwunderung musste Alex nicht humpeln. Unter dem Treppenaufgang war ein Holzverschlag, so unscheinbar, dass es für Ella schon immer klar gewesen war, dass sich nur Putzzeug darin befand.

»Wir sind da. Das ist mein Versteck, komm.« Ella schluchzte. Alex öffnete die niedrige Tür, hob eine Taschenlampe auf und schaltete sie ein. Sie duckten sich und krochen hinein.

»Setz dich hier auf mein Kissen. Schieb mal bitte deinen Rock über die Knie.« Ella nickte.

Alex nahm einen Schraubenzieher und kratzte in einer Fuge zwischen zwei Backsteinen an der Wand. Ein Stein löste sich. Alex zog ihn aus der Wand und tastete in dem entstandenen Hohlraum.

»Ah, da isse ja.« Ein Holzkistchen kam zum Vorschein. Er stellte die Zigarrenkiste neben sich, öffnete sie, nahm ein weißes Tuch heraus und benetzte es mit klarer Flüssigkeit: »Das ist nur Wasser. Ich mach es ganz vorsichtig, versprochen.« Ella nickte wieder. Behutsam tupfte Alex das Blut ab.

Ella presste ihre Lippen fest zusammen und kniff sich selbst in den Arm. Eventuell konnte ein Schmerz von dem anderen ablenken. Sie musste still sein. Hier durfte sie keiner entdecken. Womöglich wäre sie dann auch noch schuld daran, dass Alex' Versteck entdeckt wurde. Sie wollte leise sein, ihren Schmerz nicht zeigen: »Ohhh«, kam es ihr trotzdem über die

Lippen.
Alex nahm einen frischen Tupfer aus dem Kasten und eine rote Flüssigkeit. »Okay, jetzt brennt es ein bisschen. Kannst du das aushalten?«

»Ja«, sagte Ella leise und zwickte sich abermals in den Arm. Sie zuckte, als er die offenen Stellen ihrer Knie mit dem getränkten Tuch berührte.

»Geht's?«

»Mmmm«, gab Ella als Antwort.

»So, jetzt puste ich noch, dann Pflaster drauf und alles wird wieder gut.«

»Danke«, schluchzte Ella.

»Bitte. Das ist meine Schatzkiste, weißt du.« Alex grinste und nahm die Zigarrenschachtel auf den Schoß. »Guck, Mulltupfer und Binden, Pflaster, Jod, Kartenspiel, Wunschsteine, Muscheln, ein vierblättriges Kleeblatt, ein Notizbuch, Fotos und … ta daaaaa, jetzt lege ich meine selbst gebastelten Knieschoner wieder hinein. Die hab ich aus Baumrinde, Moos und Binden gebastelt. Hätte ich gewusst, dass der olle Direx uns heute zur Folter bittet, dann hätte ich dir auch welche gemacht. Und überhaupt, das nächste Mal musst du eine Hose anziehen, keinen Rock.«
Ella hätte gerne gefragt, woher er diese Dinge hatte, insbesondere das Verbandsmaterial, aber sie musste noch damit warten, bis der Schmerz irgendwann vergangen war. Daher lächelte sie nur und nickte anerkennend.

»Hast du gesehen, dass Simon, Anja und Frank einen Arm verbunden haben?«
Ella zuckte mit den Schultern.

»Da hatte bestimmt auch der Direx seine Finger im Spiel. Ich denke, vor denen musst du keine Angst mehr haben, die sind gestraft genug«, erläuterte Alex.

KAPITEL 21

Vor vielen Jahren

Gut, dass Ella auf Alex gehört und den Rock gegen eine Jeans getauscht hatte. Die selbst gebastelten Knieschoner von Alex verhinderten zumindest, dass sie nicht direkt auf ihren offenen Wunden knien musste. Sie tunkte die Zahnbürste in die Wasserschüssel, die neben ihr stand, und schrubbte – Zentimeter für Zentimeter – den Linoleumboden. Wie lange sie für diesen riesengroßen Flur benötigen würde, wusste Ella nicht. Sie wusste auch nicht, warum sie das machen sollte, es ergab keinen Sinn. Schließlich kamen Putzfrauen ins Haus, die den Boden täglich gründlich reinigten. Ella krabbelte um die Ecke, in die Nische zur Badezimmertür und zog die Wasserschüssel hinter sich her. Jedes Mal, wenn sie die Knie hochhob, war es eine Erleichterung, umso schlimmer war es dagegen, wenn sie die wunden Stellen wieder belasten musste. Bestimmt würde der Direktor oder einer der Erzieher kontrollieren, ob sie alles fein säuberlich schrubbte, auch in den Ecken.

»Psssst.« Ella zuckte zusammen. War sie damit gemeint? Sie drückte sich nah an die Wand in der Nische und linste um die Ecke.

»Was?«, flüsterte Anja, die einige Meter von Ella entfernt stand und Ella nicht zu bemerken schien.

»Wir müssen zusammenhalten, jetzt erst recht. Es reicht!«, murmelte eine zweite weibliche Stimme, die aus einer anderen Nische kam und die Ella keiner bekannten Person zuordnen konnte. Wer war das und um was ging es? Ella wollte sich nicht zu erkennen geben, kroch weiter zurück und setzte sich auf den Fußboden. Nicht auszudenken, was die Großen mit Ella anstellen würden, wenn sie mitbekamen, dass sie Anja und die Unbekannte belauschte.

»Was hast du vor?«, fragte Anja.

»Die Drecksau muss weg! Zuerst schlägt und foltert er uns und heute Nacht zitiert er mich wieder in sein Zimmer. Ich hasse ihn!«

Der Stimme nach könnte es sich um Nadja handeln, ordnete Ella die Unbekannte ein, doch sicher war sie sich nicht. Warum mussten die großen Mädchen Dr. Kleinschmitt besuchen? Was wollte er von ihnen? Mussten sie eventuell auch bei ihm putzen, nachts?

»Und wie willst du das anstellen?«

»Wir brauchen die Jungs dazu. Pass auf, wenn ich heute Nacht zu dem Schwein zitiert werde, dann müsst ihr euch alle im Flur verstecken. Sobald er mich ins Zimmer holt, kommt ihr nach. Zieht die Masken auf, damit er euch nicht erkennt.«

»Okay, und dann?«, wollte Anja weiter wissen.

»Und dann bekommt das Arschloch, was es schon lange verdient. Eine Tracht Prügel, die sich gewaschen hat, sodass der Kerl freiwillig das Haus verlässt, das schwör ich dir«, zischte die Gesprächspartnerin.
Ella hörte eine Tür ins Schloss fallen, kniete sich wieder hin und schaute um die Ecke. Sie waren verschwunden. Ella konnte nicht genau einordnen, was die Großen da ausgeheckt hatten. Sie musste weitermachen, trotz der schmerzenden Knie. Wieder tunkte sie die Zahnbürste ins Wasser, stippte sie dann auf ein Stück Kernseife, zurück in die Wasserschüssel, und dann schrubbte sie weiter.
Papa sagte immer, dass man niemanden schlagen dürfe, kein Lebewesen hätte das verdient. *Auch nicht der blöde Kleinschmitt?* Nein, würde Papa sagen, auch der nicht. *Sicher?* Ella zerbrach sich den Kopf darüber, warum die Mädchen nachts den Schlafsaal verlassen durften. Die Erzieher legten immer großen Wert darauf, dass die Kinder um neun Uhr im Bett waren. Neuerdings bekamen alle ein Betthupferl. Nicht so, wie es Ella von Zuhause kannte. Damals war es ein Schokokäfer oder Taler gewesen und natürlich musste sich Ella hinterher nochmals die Zähne putzen. Im Kinderheim war es nicht so. Fräulein Küpper kam jeden Abend in die Schlafsäle, reichte jedem Kind ein kleines weißes Bonbon und einen Schluck Wasser. Sie durfte die Süßigkeit aber nicht kauen, sondern musste sie herunterschlucken. Ella fand nicht, dass es nach irgendetwas schmeckte. Eventuell leicht süßlich, aber hinterher konnte sie immer besser einschlafen als zuvor.

»Rot lackierte Fingernägel und dazu die Boogie-Schuh ...«, sang Ella, um sich abzulenken, leise vor sich hin und verrichtete weiter ihre Arbeit.

◆ ◆ ◆

Sie war so müde, dass sie fast im Stehen eingeschlafen wäre. Ob es sich gelohnt hatte, nachts mit blanken Füßen und Nachthemd aus dem Schlafsaal zu schleichen? Das Risiko war groß, dass Ella erwischt wurde. Die Erzieher wechselten sich ab und kontrollierten die Gänge. Ella hatte sich immer wieder umgedreht und war von Nische zu Nische gehuscht, als sie über den Flur geschlichen war. Die Tür von Dr. Kleinschmitts Zimmer war geschlossen, und einen der Großen konnte Ella auch nicht ausmachen. In dem Gespräch, das Ella am Nachmittag belauscht hatte, war keine Uhrzeit genannt worden. Wenn sie noch lange hier ausharrte, würde sie einschlafen. Sie gähnte und lehnte sich an die Wand.

»Hallo, meine Hübsche«, sagte Kleinschmitt. Ella zuckte zusammen. Sie musste tatsächlich im Stehen kurz eingenickt gewesen sein.

»Komm rein. Ich werde lieb zu dir sein, versprochen.«

Ella linste um die Ecke und sah gerade noch den Rock eines Mädchens, das der Aufforderung des Direktors nachkam und dessen Zimmer betrat. Tatsächlich, es war also kein Witz gewesen, was die Großen vereinbart hatten. Was sollte Ella tun? Sollte sie an der Zimmertür von Dr. Kleinschmitt klopfen und ihm mitteilen, was sie gehört hatte? Nein. Mama hatte gesagt: »Der größte Lump im ganzen Land, das ist und bleibt der Denunziant.« Sie hatte Ella das Wort *Denunziant* auch erklärt. »Das ist einer, der petzt«, hatte Mama ihr erläutert. Aber warum hatte Ella dann überhaupt das Risiko auf sich genommen, nachts auf dem Flur erwischt zu werden? Neugierde? Sie wollte unbedingt wissen, ob die Mädchen bei Kleinschmitt auch auf den Knien putzen mussten. Doch seine Zimmertür war zu und von den anderen Kindern war weit und breit keines zu sehen. Ella dauerte das alles viel zu lange – außerdem war sie zu müde, um noch länger abzuwarten, was passieren würde – und sie beschloss, zurück in ihr Zimmer zu huschen.

KAPITEL 22

Vor vielen Jahren

Weit oben war eine schmale Luke, durch die ein wenig Licht hindurchschien. Dunkel! So sehr sich Ella auch anstrengte, sie konnte nur schemenhafte Umrisse erkennen. Es roch muffig – ein ähnlicher Geruch, wie sie ihn vor einigen Tagen im Kartoffelkeller wahrgenommen hatte, kroch in ihre Nase. Doch der Kartoffelkeller war trocken gewesen und warm. Ihr Nachthemd klebte an ihrer Haut. Sie ging auf die Knie und betastete ihr direktes Umfeld. Eine dünne Matratze ohne Leintuch, die direkt auf einem dreckigen Steinboden lag. Es war kalt. Keine Decke, nichts, mit dem sie sich hätte einhüllen können. Sie berührte die Wand. Dicke, bauchige, sandige, große Steine mit Rissen, deren Zwischenräume abplatzten. Der Dreck bröckelte auf ihre Unterlage. Die Wände waren feucht und Ella zog ihre Hände wieder zurück. Einfach nur in die Ecke kauern, die Beine anstellen und das Nachthemd drüberzie-

hen, mehr konnte sie nicht tun. Bestimmt würde sie gleich befreit werden. Bestimmt.
Ihre Haut fühlte sich an wie damals, als sie mit ihren Eltern im Schwimmbad gewesen war und nicht aus dem Wasser herauskommen wollte: schrumpelig.

Aber wie lange war sie schon tatsächlich hier, wo auch immer das war? Und wie war sie hierhergekommen? Gestern Abend hatte Frau Küpper die Betthupferl verteilt, die kleinen weißen Smarties, die sie auf keinen Fall kauen, sondern mit Wasser sofort schlucken musste. Ella erinnerte sich noch daran, dass sie gebetet hatte, bevor sie eingeschlafen war. Mama hatte ihr das beigebracht: »Ich bin klein, mein Herz ist rein, soll niemand drin wohnen als Jesus allein.« Ella fügte hinzu: »… soll niemand drin wohnen als Jesus, Mama und Papa allein …«
Nein, erinnerte sich Ella. Sie war aufgestanden, nachdem sie die Smarties von Frau Küpper erhalten hatte, sogar viel später. Es hatte sie viel Mühe gekostet, überhaupt so lange wach zu bleiben. Das Gespräch der Großen auf dem Flur, das sie am Nachmittag belauscht hatte, genau, beinahe hätte Ella das vergessen. Aus lauter Neugierde war sie mitten in der Nacht aufgestanden, weil sie wissen wollte, ob die Mädchen bei dem Direktor auch mit der Zahnbürste putzen mussten. Und dann …?

Ella versuchte, sich noch enger in die Ecke zu drücken, doch die Wand bot ihr weder Schutz vor der Feuchtigkeit noch vor Kälte. Im Gegenteil, sie hatte

das Gefühl, als würde von oben ein Wasserhahn tropfen. Diese Nässe sammelte sich auf ihrem Rücken, und der Stoff ihres Nachtkleides saugte sich damit voll. Sie rutschte von der Wand weg.
Hatte sie einer der Erzieher erwischt, als sie sich gestern Nacht – oder wann auch immer das gewesen war – zurück in den Schlafsaal schleichen wollte? *Streng dich an, denk nach*. Ella hatte Durst und musste gleichzeitig auf die Toilette. Wie sollte sie hier ihre Bedürfnisse stillen? Bestimmt würde gleich eine Tür geöffnet – wo auch immer eine war – und einer der Erzieher würde sie befreien. Sie könnte auf die Toilette und etwas trinken, oder?

Da krabbelte etwas direkt über ihren großen Zeh. Sie spürte, dass es klein war, nicht schleimig, es hatte eher winzig kleine Füßchen, die nun den benachbarten Zeh erreicht hatten. Es kitzelte. Ella tastete vorsichtig mit dem Zeigefinger nach dem unbekannten Insekt. Sie spürte einen festen Panzer. Ob es Flügel hat? Ella hatte schon mal eine Kellerassel gesehen, die konnte aber nicht fliegen. Eine Assel hatte in Ellas Erinnerung auch kleine Einkerbungen in ihrer Oberfläche. Dieses Lebewesen war glatt und krabbelte weiter bis zu ihrem kleinen Zeh. Ella ließ es in Ruhe weiterziehen und überlegte krampfhaft, wie und warum sie hierher, in dieses Verlies, gekommen war.
Ihr Bauch krampfte. Lange würde sie ihr Pipi nicht mehr zurückhalten können. Ella ging auf die Knie und krabbelte über den feuchten Boden. Der Steinboden fühlte sich ähnlich an wie die Wände. Nachdem

sie die rechte Hand viermal nach vorne gelegt hatte, stieß sie an das andere Ende des Raumes. Sie drehte sich nach rechts, krabbelte weiter und zählte mit. Auch viermal bis zur nächsten Wand, an der ganz weit oben diese Luke war. Sie beschloss, dass diese Ecke weit genug von ihrem Matratzenlager weg war. Ging in die Hocke und urinierte. Aus Angst, ihre Matratze nicht mehr zu finden, krabbelte Ella denselben Weg wieder zurück. Zumindest waren die Bauchschmerzen verschwunden.

Rufen hatte keinen Zweck, das wusste Ella mittlerweile ganz genau. Sie hatten ihr hier beigebracht, ruhig zu sein, und wie sie das hatten. Wenn auch nur eines der Kinder laut war, kam der Ruhestock zum Einsatz. Sie hatte schon mehrfach beobachtet, wie die Erzieher – und jeder von ihnen hatte einen Ruhestock dabei – die Kinder geschlagen hatten. Meist waren es die Großen gewesen, die auch für die Kleinen bestraft wurden. Sie mussten ihre Hände gerade herausstrecken und abwarten, bis die Erzieher ausholten und sie damit schlugen. Viele der Bestraften hatten Schrammen oder offene Wunden an den Fingern, die nie Zeit hatten, zu heilen. Nein, Ella würde ruhig bleiben und nicht rufen. Ganz still hier auf ihrer harten Unterlage abzuwarten, war der Plan.

Ihre Kehle war trocken. Sie sammelte die Spucke in ihrem Mund und schluckte sie dann hinunter. Limo! Was hätte sie für eine Limo gegeben! Natürlich hatte sie zuhause auch nicht immer dieses süße, gelbe, nach

Orange schmeckende, blubbernde Getränk haben dürfen. Aber ab und zu, Mama sagte: »Bei besonderen Anlässen!«, schon. Ella fand, es gab immer einen besonderen Anlass, und sammelte weiter ihre Spucke.

Die Matratze zuckte, alles um sie herum bebte. Es war, als würde sich gleich die Erde öffnen. Ella hatte Angst und versuchte, sich kleiner zu machen. Wo hätte sie sich festhalten können? Wie in einer Dokumentation, die Ella gesehen hatte. Zuerst schwankte die Erde, dann riss sie auf. Unter ihr würde glühende Lava langsam an die Oberfläche kriechen und sie verschlingen. Ella schrie. Dann bemerkte sie, dass nicht der Boden und alles um sie herum bebte, sondern sie. Die Tür wurde aufgerissen. Das grelle Licht blendete und Ella kniff die Augen fest zu.

»So, mein Fräulein, ich hoffe, das reicht und du wirst nicht mehr nachts auf den Fluren herumschleichen, sonst kannst du immer hier schlafen.«

KAPITEL 23

Forensische Psychiatrie Heute

»Können wir kurz pausieren, Ella?«

»Ja.«

»Ich habe mir einige Notizen gemacht, die ich gerne mit Ihnen besprechen würde, bevor wir weitermachen.«

»Schießen Sie los, Dr. Steinhardt«, sagte Ella.

»Sie haben von dem Unfall mit Ihren Eltern geträumt. War es eine Traumsequenz oder entsprach das Ihrer realen Erinnerung?«

Ella schluckte schwer. Mit dieser Frage hatte sie nicht gerechnet. Auch mit ihrem langjährigen Therapeuten hatte sie dieses Thema nie besprechen wollen. Zu tief saß der Schmerz. Jedes Mal, wenn sie daran erinnert wurde, zog sich ihr Magen zusammen.

»Ella?«, erinnerte sie der Arzt an seine Frage.

»Müssen wir darüber sprechen?«

»Ja, denn das gehört zu Ihrem Leben dazu und war ein einschneidendes Ereignis, das Sie geprägt hat.

Stellen Sie sich Ihre Seele einmal bildlich vor. Haben Sie ein Bild vor Augen?«

Ella überlegte. Wie könnte eine Seele denn aussehen? Ihr fielen nur die Seelen beim Bäcker ein, länglich oval geformte Brötchen, die aus einem feuchten, schweren Dinkelteig bestanden. Dieses Bild wollte sie allerdings dem Arzt nicht wiedergeben.

»Ein Herz«, antwortete sie stattdessen.

»Ja, warum nicht. Sehen Sie, Ella, wenn wir auf die Welt kommen, ist jede Herz-Seele unbeschadet. Die Oberfläche ist glatt und glänzend. Der innere Kern ist fest und prall mit Hoffnung, Vertrauen und Glück gefüllt. Sie ist absolut rein. Dann wachsen wir heran, sind wissbegierig, lernen – auch aus unseren eigenen Fehlern – und werden von Familie und Umwelt mitgeformt. Wenn nun dieser kleinen Seele etwas Schreckliches widerfährt, bekommt sie einen Riss.«

»Die Schüsseln mit Sprung halten am längsten, sagte meine Mutter immer.«

»Ja, da hatte Ihre Mutter bestimmt recht. Wir sprechen allerdings von der Seele. Wenn etwas so Zerbrechliches und Wertvolles viele Risse bekommt, dann zerspringt es irgendwann.«

Ein Herz aus glattem, spiegelndem Glas tauchte vor Ellas geistigem Auge auf. Es war rot und funkelte im Sonnenlicht, doch es hatte einen Riss. Einen winzigen Haarriss. Nach und nach gesellten sich weitere hinzu und mit einem großen Knall explodierte das Herz in Tausende kleine Glassplitter.

»Sie denken, dass Sie schuld waren am Unfall?«

»Ja.«

»Ihnen ist die schwere Flasche aus der Hand gerutscht«, sagte der Arzt weiter.

»Ja, dann ist sie unter dem Fahrersitz verschwunden und nach vorne gerollt und genau deshalb konnte mein Vater nicht bremsen. Meine Schuld!«, ergänzte Ella.

»Unter jedem Fahrersitz befinden sich Gestänge zur Sitzregulierung, auch bei den damaligen Fahrzeugmodellen. Die Flasche wurde gestoppt, Ella. Sie konnte nicht nach vorne in den Fußraum rollen. Es war Zufall, dass Ihnen die Flasche aus der Hand gerutscht ist, direkt bevor Ihr Vater auf das Stauende auffuhr. Sie haben keine Schuld an dem Unfall«, erklärte Steinhardt.

»Nein. Unmöglich, das kann nicht sein. Da war kein Gestänge unter dem Sitz. Es war die Flasche, diese scheiß Flasche, die mir aus der Hand gefallen war!«, schrie Ella aufgebracht.

Natürlich klang das alles logisch, was der Arzt erläutert hatte, doch was nutzte ihr all die Logik, wenn sie es besser wusste. Die Schuld hatte sich in ihr festgesaugt wie eine blutgierige Zecke.

»Ich habe mich mal schlaugemacht«, sagte Steinhardt in einem ruhigen Tonfall, »und alte Zeitungsberichte zu diesem Unfall durchforstet. Es war eine Massenkarambolage. Das Stauende befand sich direkt hinter einer Kurve. Egal, was im Auto passierte, Ihr Vater hätte so oder so keine Chance gehabt, rechtzeitig zu bremsen.«

Ellas Magen zog sich zusammen und kurz darauf krampfte ihr gesamter Körper. Sie schlug unkontrol-

liert mit dem Kopf nach rechts und links. Das war gelogen! Nicht korrekt. Das entsprach nicht den Tatsachen. Nein! Ella war schuld. Ihre Schuld, schon immer, und davon konnte sie auch niemand freisprechen. Kopfkino: die Mickey-Mouse-Maske, ja, sie hatte die Wahrheit gesagt, damals im Gewächshaus, nicht dieser Dr. Steinhardt. Ella sah es noch vor sich, wie sie die Flasche fallenließ, die unter dem Fahrersitz verschwand …
Die Tür wurde aufgerissen und ein Pfleger kam mit schnellen Schritten an ihr Bett. Ella spürte den Einstich der Spritze kaum.
… Die Wasserflasche … sie kugelte und dann? Der Aufprall … nein, ein Klacken …

◆ ◆ ◆

»Hab ich lange geschlafen Doc?«

»Ja, Ella, guten Morgen. Wie geht es Ihnen heute?«

»Ich habe seit gestern Nachmittag geschlafen?« Ella sah Dr. Steinhardt verdutzt an.

»Und das war gut so. Die Erkenntnis, dass Sie keine Schuld am Unfall ihrer Eltern hatten, traf Sie unvorbereitet.«
Die Erkenntnis? Dr. Steinhardts Aussage erwischte sie, als hätte ihr jemand die Wasserflasche von damals auf den Kopf geschlagen. *Aufwachen!*, schien diese Flasche zu fordern. *Wach endlich auf und stell dich der Realität. Mach die Augen auf und schau hin.* Ella atmete tief durch. Die Tränen wollte sie diesmal nicht verbergen. Es waren Tränen des Schmerzes, der Erinnerung, des

Verlustes, aber eventuell auch ein Anfang des Begreifens.

»Wenn ich so schnell herausfinden konnte, was damals genau passiert war, warum haben Sie nie recherchiert? Gerade Sie als Journalistin?«, fragte Steinhardt.

»Das konnte ich nicht. Es war mir nicht möglich. Ich war wie gelähmt. Allein der Gedanke daran ließ mich verzweifeln. Ich bin schuld, das stand immer für mich fest.«

Der Arzt klappte die Mappe mit den Unterlagen zusammen und stand auf.

»Ella, wir machen noch mal eine kurze Pause, ich bin gleich wieder da.«

»Okay«, erwiderte Ella erleichtert.

Als der Arzt den Raum verlassen hatte, wurde Ella von Tränen geschüttelt. Sie trug keine Schuld am Tod ihrer Eltern. Diese Erkenntnis war, als hätte man von ihr einen Felsbrocken genommen, der seit ihrer Kindheit auf ihr gelastet hatte. Trotz des Weinkrampfes konnte sie wieder atmen. Sie fühlte sich anders als zuvor. Sie war imstande, wieder an ihre Eltern zu denken ohne dieses schrecklich quälende Gewissen.

Jetzt war alles klar. Diese Last war bestimmt auch der Schlüssel zu ihrem Übergewicht gewesen. Die Erlebnisse im Kinderheim hatten den Druck nur verstärkt. Sie musste mit Essen den Schmerz betäuben, und sei es auch nur für einige Minuten der Gaumenfreude.

Wenn man diese Einsicht erlangt hatte, konnte man dann ohne jegliches Zutun abnehmen? Die letzte Diät-Kapsel lag im Labor zur Analyse. Ella aß hier in der

Klinik alles, was man ihr servierte. Sie war satt, hatte keinen Heißhunger und ihr Körper fühlte sich an, als hätte sie weiter abgenommen. Zählte Ella nun eins und eins zusammen, konnte sie nur zu einem Ergebnis kommen. Hatte die Seele Risse, so musste sich der Körper ein Pflaster suchen. Es war wie eine Sucht. Eine Flucht. Ein Ringen um Glücksmomente.

»So, Ella, ich bin wieder zurück. Wenn Sie möchten, können wir weitermachen.«

Ella war so in Gedanken, dass sie nicht bemerkt hatte, wann Dr. Steinhardt hereingekommen war.

KAPITEL 24

Noch zwei Tage bis zur Katastrophe

Ella hielt die Karte in der Hand:

Einladung zum Ehemaligentreffen am Sonntag, den 28. April 2019
Lasst uns gemeinsam NUR die schönen Erinnerungen austauschen.
Treffpunkt ist um 19:00 Uhr vor dem Kinderheim.
Danach wandern wir ein Stück durch den Wald zu einem Gasthaus und lassen dort bei Speis und Trank den Abend gemütlich ausklingen.
(Bitte festes Schuhwerk und wetterfeste Kleidung anziehen)

Wir freuen uns auf dein Kommen!

Die Karte glitt Ella aus der Hand und segelte zu Boden.

»Schlechte Nachrichten?«, fragte Isa.

»Nein … Ja … Wie man's nimmt.«

Isa hob die Karte vom Boden auf und las die Einladung laut vor.

»Aha. Das ist doch das Treffen, von dem dieser Frank am Telefon gesprochen hatte, oder?«

Ella nickte. Keine zehn Pferde würden sie zurück in dieses Kaff mitten im Schwarzwald bringen. *Schöne Erinnerungen austauschen, ha!* Zurück in die Hölle, auch wenn diese ihres Wissens nach schon lange geschlossen und verfallen war. Warum sollte Ella ihre kostbare Zeit damit verbringen, Menschen zu treffen, die ihr Schreckliches angetan hatten? Warum zum Kuckuck sollte sie überhaupt darüber nachdenken? Es war eine Unverschämtheit, dass gerade sie diese Einladung erhalten hatte. Wütend nahm Ella die Karte an sich, zerriss sie und warf die Schnipsel zurück auf den Fußboden. Und zu ihrem eigenen Frustabbau trampelte sie zusätzlich auf den Fetzen herum.

»Ihr könnt mich mal kreuzweise. Ihr Arschlöcher!«, fluchte Ella laut.

»Ella?« Isa stand geschockt vor ihr.

»Danke fürs nach Hause bringen, Isa. Aber jetzt wäre ich gerne alleine.«

»Ella, das Treffen findet am Sonntag statt. Hatte nicht Alex am Telefon davon gesprochen, dass er dich – wie vereinbart – übermorgen treffen möchte?«

Übermorgen, Sonntag, Alex! War das Kinderheim der Treffpunkt, den sie mit ihm vereinbart hatte?

Moment mal … Frank, die Einladung … Frau Küpper, die ehemalige Erzieherin und eine weitere Person waren tot … Ella sollte einen Artikel schreiben … »Die wollen uns ans Bein pinkeln«, hatte Alex in der

Metzgerei gesagt. Er hatte einen Plan gehabt, genau. Doch wie dieser Plan aussah, hatte Ella vergessen. Wenn sie sich nur an alles erinnern könnte. Alex war nach wie vor auf seinem Smartphone nicht erreichbar. Auch in der Metzgerei hatte er sich nicht blicken lassen. Er würde seine Angestellten bestimmt nicht ohne vorherige Absprache tagelang sich selbst überlassen, oder? Wo war er?

Das Schwindelgefühl kam zurück, und bevor sich der Kaffeevollautomat wieder verselbstständigte und vor ihrer Nase tanzte, setzte sich Ella auf einen Stuhl.

»Warte.« Isa ging an den Küchenschrank, nahm ein Glas heraus und goss aus der Flasche, die auf der Spüle stand, Wasser hinein.

»Schau mal, was da liegt, dein Handy!« Isa hob das Smartphone hoch und übergab es Ella.

»Ah, gut. Ich dachte schon, ich hätte es in der Boutique liegen gelassen, danke!«

»Gern, hier trink«, erwiderte Isa und stellte Ella das Glas Wasser auf den Tisch.

»Danke! Musst du nicht wieder zur Arbeit?«

»Nö. Ich bin ja nur die Aushilfe. Hier sind deine neuen Diät-Kapseln«, antwortete Isa und stellte zwei Pillenflaschen auf den Tisch.

Ein aufdringliches Miauen unterbrach ihr Gespräch. Max kam mit hochgestelltem Schwanz vom Flur in die Küche. Selbstbewusst sprang er auf Ellas Schoß und maunzte sie vorwurfsvoll an.

»Entschuldige, du armer Kater hast bestimmt großen Hunger.«

»Ich mach schon, bleib nur sitzen«, sagte Isa. Zielstrebig ging sie an den Küchenschrank, öffnete die zweite große Schublade und nahm das Katzenfutter heraus. Ella beobachtete die Szene und wunderte sich, wie gut sich Isa in ihrer Küche auskannte. Nachdem der Napf befüllt war, sprang Max von Ellas Schoß und genoss schmatzend sein Mahl.

»Woher weißt du, wo das Katzenfutter und der Napf stehen?«, fragte Ella.

»Na ja, ich war ja schon öfter bei dir, als du Max gefüttert hast.«

Isa war heute sehr anhänglich, sie rührte sich nicht von Ellas Seite. Auch wenn Ella ihr dankbar sein musste, dass sie sich in der Metzgerei gut um sie gekümmert hatte.

»Bist du geistig noch anwesend? Ich glaube, wir sollten doch zu einem Arzt fahren, was meinst du?«, unterbrach Isa Ellas Gedankengang.

»Nein danke. Entschuldige, Isa, aber ich mache mir große Sorgen um Alex.«

»Das weiß ich doch. So, wie das hier allerdings aussieht, willst du nicht zu dem Ehemaligentreffen gehen.« Isa deutete auf die Schnipsel, die auf dem Boden verteilt lagen.

»Eigentlich würde ich für kein Geld der Welt dorthin fahren, aber … Alex.« Ella musste schwer schlucken.

»Ihr wart zusammen in diesem komischen Kinderheim?«

»Ja.«

»Demnach hat er auch diese Einladung erhalten, oder?«

»Ich denke schon.«

»Also gehe ich mal davon aus, dass das definitiv euer Treffpunkt ist.«

»Ich hab keinen Plan.« Ella zuckte ratlos mit den Schultern.

»Wo ist denn dieses ominöse Kinderheim? Ist das noch bewohnt?«, fragte Isa.

»Das ist im Hochschwarzwald. Und nein, das ist nicht mehr bewohnt. Soviel ich weiß, steht es kurz vor dem Abriss.«

»Warum sollt ihr euch ausgerechnet dort treffen? Der Treffpunkt könnte doch auch gleich in diesem Gasthaus sein, oder? Und überhaupt finde ich das alles sehr komisch. Zuerst der Besuch von diesem Frank, deine Blackouts, die verschwundenen Gegenstände hier in deinem Haus, das Verhalten von meinem Chef und jetzt dieses Ehemaligentreffen. Ts ts ts.« Isa schüttelte den Kopf. »Also, wenn du mich fragst, dann solltest du dort hinfahren.«

»Ich? Allein? Niemals!«, sagte Ella entschlossen.

»Gut, wenn sich Alex bis Sonntag nicht gemeldet hat, dann begleite ich dich, wenn du willst. Oder meinst du, dass ich dich in deinem Zustand alleine in den tiefsten Wald fahren lasse?«

Das Klingeln des Telefons unterbrach ihr Gespräch.

»Warte kurz, Isa, bin gleich wieder da.« Ella stand etwas wackelig auf und ging in ihren Büroraum. Es wurde keine Telefonnummer angezeigt. In der Hoffnung, dass Alex anrufen würde, ging sie zügig ran.

»Ja, hallo?« Es knackte in der Leitung.

»Hallo, wer ist denn da?«, fragte Ella erneut.

»Guten Tag, Frau Amann, hier ist Herr Löscher vom Verlag. Leider haben Sie nicht auf unsere Mails reagiert. Nun wollte ich mal persönlich nachfragen, ob bei Ihnen alles okay ist.«

Der Verlag! Das Manuskript! Der Abgabetermin war überschritten! Ella hatte so schnell keine Ausrede parat. Was sollte sie ihm sagen? *»Tschuldigung, aber ich habe ständig Blackouts, hier passieren unerklärliche Dinge, mein bester Freund Alex ist verschwunden und ich verliere langsam den Verstand?«*

»Hallo, Frau Amann, sind Sie noch am Apparat?«

»Ähm, ja. Hallo, Herr Löscher. Soweit alles in Ordnung. Ich war nur etwas im Stress.«

»Das heißt, Sie waren fleißig und ich kann heute noch das Manuskript an die Lektorin übergeben?«

Mist!

»Es tut mir leid, aber ich bin aufgehalten worden. Es ist noch nicht fertig.«

Am anderen Ende der Leitung kehrte Ruhe ein.

»Sie bringen mich in Teufelsküche, Frau Amann«, sagte Herr Löscher nach einer Weile. »Ich habe mich für Sie und Ihr Buch starkgemacht. Ich bin nicht der alleinige Entscheidungsträger, wie Sie wissen. Das Cover ist fertig, die Werbung in vollem Gange, und die Vorbestellungen sammeln sich. Wir haben einen festen Erscheinungstermin. Sie haben es mir in die Hand versprochen!«

Scheiße, mein Buch. Mein Baby. Das wichtigste Projekt ihres Lebens war kurz vorm Scheitern.

»Entschuldigen Sie bitte, Herr Löscher, aber es handelte sich um schwerwiegende, private Probleme, die mich am Schreiben gehindert haben. Ich verspreche Ihnen, dass Sie das fertige Manuskript spätestens nächsten Montag per Mail bekommen werden.« *Montag kommt nach Sonntag, hast du 'nen Knall?*

»Gut, Frau Amann, ich verlasse mich auf Sie. Einen schönen Abend noch.«

Als Ella den Gruß zurückgeben wollte, hatte der Verlagschef bereits aufgelegt.

Das auch noch. Wie sollte Ella übermorgen im Schwarzwald sein und ihr Projekt am Abend darauf fertig geschrieben und überarbeitet an den Verlag senden?

Gerade als Ella wieder auf dem Weg zur Küche war, klingelte das Telefon abermals. *Was will er denn jetzt noch?* »Bin gleich zurück, Isa«, rief sie in Richtung Küche und ging erneut zum Schreibtisch zurück.

»Herr Löscher, haben Sie noch etwas vergessen?«, fragte Ella.

»Löscher wer? Hier ist Alex.«

»Mensch, wo steckst du denn, ich mach mir schon die ganze Zeit Sorgen um dich. Ich bin in deinem komischen Nebenraum aufgewacht, du warst nicht da. Ich hatte einen Blackout, keine Ahnung, was passiert war, und dann noch der Anruf … «

»Stopp!«, unterbrach Alex Ellas Redeschwall.

»Entschuldige, aber …«

»Hör mir einfach nur zu, Ella, okay?«

»Okay«, bestätigte sie und setzte sich auf den Bürostuhl.

»Pass auf. Ich konnte Frank ausfindig machen, der wohnt in Emmendingen. Hast du die schriftliche Einladung auch bekommen?«

»Ja.«

»Der führt irgendwas im Schilde. Ich beobachte ihn weiter und melde mich morgen bei dir, okay?«

»Aber … aber«, stotterte Ella.

»Lass mich mal machen. Ich melde mich und hab ihn im Blick, versprochen.«

◆ ◆ ◆

Ella konnte bis zum Sonntagmorgen kaum einen klaren Gedanken fassen, geschweige denn sinnvolle Sätze in ihr Manuskript tippen. Bisher war auf Alex immer Verlass gewesen, ein Mann, ein Wort. Er hatte sich am Samstag bei ihr melden wollen. Gestern. Ella war wütend. Sie wusste nicht, welchen Plan Alex geschmiedet hatte und im Prinzip war es ihr heute auch egal. Wer drängte sie denn dazu, in den Schwarzwald zu fahren? Keiner und schon gar nicht bei dem Sauwetter da draußen. Es war stürmisch und der Regen peitschte waagerecht ans Bürofenster. Sollten sie doch alle ihre tollen Kindheitserlebnisse austauschen, aber ohne sie, beschloss Ella. Wenn die Polizei sie und Alex tatsächlich irgendwann verhörte, wäre das schließlich egal, denn sie hatten nichts zu verbergen, Beweise hin oder her. Ella zog die Schreibtischschublade auf und nahm eine neue Tafel Traube-Nuss heraus. Nervennahrung, genau das brauchte Ella in ihrem Zustand. Sie riss das Papier ab und biss genüsslich in die Schokolade.

Das Telefon klingelte und Ella hob ab: »Hallo«, sagte

sie und schob mit der Zunge die übrigen Nussstückchen in ihre Backentasche.

»Ella, hör zu«, sagte Alex aufgeregt, »Frank hat gerade sein Auto beladen. Kisten, Decken, Gummistiefel …«

»Na und? Das werden die Vorbereitungen für das Treffen heute Abend sein«, unterbrach Ella und schluckte die letzten Krümel hinunter.

»Das dachte ich auch, aber was er noch in seinen Kofferraum verfrachtet hat, waren zwei große, helle Berberteppiche.«

»Na ja, diese Teppiche sind ja keine seltene Ware, dabei muss es sich nicht unbedingt um meine handeln.«

»Ella, da waren Blutflecken drauf.«

»Woher willst du das denn wissen? Konntest du gleich eine Analyse machen? Könnte doch auch Rotwein gewesen sein und er bringt die Teppiche in eine Reinigung.«

»Am Sonntag? … Mensch Ella, wie bist du denn drauf? Wo ist dein journalistischer Instinkt geblieben? Du bist wütend auf mich, stimmt's?«

»Ja«, antwortete Ella knapp.

»Entschuldige, dass ich mich jetzt erst melde, aber ich habe recherchiert.«

»Und dabei gab es keine Gelegenheit, sich bei mir zu melden? Mensch Alex, ich hab mir Sorgen gemacht, verstehst du?« Nachdem sie nun zwei Nächte kaum geschlafen und ihr Kopfkino ihr die schlimmsten Szenarien präsentiert hatte, war Ella erleichtert, dass Alex endlich angerufen hatte. *Allen Menschen, die du liebst, passiert etwas Schlimmes, du bist schuld!*

»Ella, du bist der wichtigste Mensch in meinem Leben, die einzige Familie, die ich jemals hatte, aber mehr als entschuldigen kann ich mich nicht. Okay?«

»Okay«, erwiderte Ella, nahm die Pillenflasche, schüttelte zwei Kapseln heraus und schluckte diese trocken hinunter.

»Pass auf, das letzte, was Frank zum Auto getragen hat, war … «

»Rotweinflaschen?«

»Ella, verflixt, das ist ernst!«

»Schon gut, nun sag schon, was war es?«

»Eine Schweinehälfte. Ich hab mit dem Jupp, meinem Gesellen, telefoniert, und Tatsache, im Laden fehlen drei Schweinehälften. Ella, ich muss heute Abend zu diesem Treffen fahren, ich muss wissen, was da vor sich geht.«

KAPITEL 25

Noch zwei Stunden bis zur Katastrophe

Es war stockdunkel. Die Scheibenwischer waren auf höchste Stufe eingestellt und quietschten rhythmisch. Ella musste die Geschwindigkeit drosseln. Der Sturm hatte an Intensität zugelegt. Genau in dem Moment, als ihr Fahrzeug von einer Böe durchgerüttelt wurde, warnte der Nachrichtensprecher vor diesem Orkantief und späteren Überflutungen. Vor allen Dingen hier unterhalb des Feldbergs wurden bereits 170 Stundenkilometer gemessen.

»Geht der Scheibenwischer nicht schneller?«, fragte Isa. Ella hatte den Fahrersitz ganz nach vorne geschoben. Selbst so nah an der Windschutzscheibe konnte sie kaum die Begrenzungsstreifen der Fahrbahn erkennen.

»Der steht auf höchster Stufe«, antwortete Ella und bog links in Richtung Schluchsee ab.

Ella hatte bei diesem Mistwetter überhaupt nicht in den Schwarzwald fahren wollen. Sie wusste, dass Stürme hier oben auf 1000 bis 1400 Höhenmetern ganz andere Ausmaße annehmen konnten als im Flachland. Doch sie hätte Alex niemals im Stich gelassen und überdies hatte er sie bei ihrer journalistischen Ehre gepackt. *»Ella, du bist der wichtigste Mensch in meinem Leben, die einzige Familie, die ich jemals hatte.«*

»Jetzt weiß ich, warum das Schwarzwald heißt. Wir haben erst 18:00 Uhr und es ist stockfinster. Bei dem Sauwetter nutzen auch die Scheinwerfer nicht viel. Siehst du noch was?«, fragte Isa und schob ihren Sitz genauso weit nach vorne wie Ella.

»Kaum.« Ella musste in den dritten Gang schalten und die Fahrt weiter verlangsamen. Auch wenn die B 500 gut ausgebaut war, so konnte Ella nicht garantieren, ob sie noch lange auf der Bundesstraße bleiben oder im nächsten Augenblick durch eine Windböe in den Graben gedrückt würden.

»Sollen wir mal anhalten?«

»Und dann? Hier im Wald? Ich glaube, das ist keine gute Idee.« Ella sah aus den Augenwinkeln, dass Isa nickte. Außer ihrem Wagen war kein weiteres Fahrzeug weit und breit zu entdecken. Ob Alex schon am Kinderheim angekommen war? Zumindest könnte er sich melden, falls das Wetter ihm Probleme gemacht hätte.

»Wie lange brauchen wir denn noch?« Isa rutschte unruhig auf dem Sitz hin und her.

»Tja, normalerweise eine halbe Stunde, aber unter

diesen Umständen ...« Ella sah ein Schild und verlangsamte die Fahrt. »Umleitung. Wir müssen über Aha und St. Blasien fahren. Mist, die Straße ist sehr kurvig und eng.«

»Och nö. Ich muss mal ... dringend«, quengelte Isa. Ella bog rechts nach Aha ab. »Da vorne ist ein Parkplatz mit Kiosk und Toiletten, aber die haben bestimmt geschlossen.«
Isa presste ihre Oberschenkel zusammen. »Mir egal. Hier sieht mich eh keiner.«
Der Kiosk und damit auch die Toilettenhäuschen waren, wie vermutet, geschlossen. Isa musste sich mit ihrem gesamten Gewicht gegen die Beifahrertür stemmen, um sie zu öffnen, und stieg aus. Gerade in dem Moment, als sie hinter einem der Holzhäuschen verschwunden war, klingelte Ellas Handy in ihrer Tasche. Sie nahm es heraus und berührte das grüne Hörersymbol. Es knackte und rauschte am anderen Ende. »Hallo, hallo«, rief sie laut.

»Nicht ... Alex hier ... Wetter ... Str ... aum ... all.«

»WAS?«, schrie Ella. »Ich verstehe kein Wort. Was ist los, Alex? Bist du schon am Kinderheim angekommen?«

»Boah, was für ein Scheißwetter«, fluchte Isa und stieg völlig durchnässt ins Auto.
Ella drehte sich zu Isa, legte ihren Zeigefinger auf den Mund: »Pssst«, und wies dann auf ihr Smartphone. Isa nickte.

»Hallo, bist du noch da?«

»Alex hier ... Orkan ... um ... passen ...aße ...aum.«
Dann brach die Verbindung ab. *Scheiße!* Was ist pas-

siert? Brauchte er Hilfe? *November Rain* ertönte erneut.

»Ella?«

»Ja, Alex. Brauchst du Hilfe?«

»Kruartnrdkmntuifn … okay …ei …ufen …assen … gut …anden.« *What the fuck? Verflixt noch mal.* Und wieder war die Verbindung zu Alex abgerissen. Ella probierte einige Male, ihn zurückzurufen, doch ohne Erfolg. Alex hatte *Okay* gesagt, und das auf ihre Frage, ob es ihm gut ginge, oder?

»Ist ihm was passiert?«, fragte Isa.

Ella zuckte mit den Schultern. »Keine Ahnung, aber ich glaube nicht. Ich konnte kaum etwas verstehen, scheiß Verbindung.« Dann lehnte sich Ella zwischen Fahrer- und Beifahrersitz nach hinten und öffnete ihre Reisetasche. »Hier, ein Handtuch.«

»Danke! Was hast du denn alles dabei?«

»Ich bin für fast alle Fälle gewappnet.«

»Ich auch, warte …« Isa griff in ihren Rucksack, der im Fußraum stand, und holte eine Thermoskanne hervor. »Heißes Käffchen gefällig?«

»Du hast Kaffee dabei?«, fragte Ella erstaunt und musste grinsen.

»Tja, ein Käffchen in Ehren und du bist zu allem bereit oder so.«

»Danke, Isa, vielleicht später. Wir müssen weiter«, erklärte Ella und setzte die Fahrt fort.

Für einige Zeit kehrte Ruhe im Auto ein. Ella konzentrierte sich aufs Fahren, lauschte auf die Warnmeldungen des Radiosprechers und versuchte zwischendurch, Alex zu erreichen. Isa spielte an ihrem Smartphone herum. Je näher sie dem Kinderheim kamen, umso schlimmer krampfte Ellas Magen. Jetzt war sie froh, dass sie diesen Weg nicht alleine zurücklegen musste und Isa bei ihr war. Wahrscheinlich hätte Ella spätestens nach der ersten Kurve im Höllental gewendet und wäre wieder zurück nach Kirchzarten gefahren. »Verflixt, hier muss doch irgendwo die Einfahrt zum Waldweg sein. Schau mal bitte, Isa, ob du ein Schild siehst.« Ella wusste, dass es an dieser Stelle einen Weg gab, der damals nur für Bedienstete des Kinderheims, Lieferanten und landwirtschaftliche Fahrzeuge freigegeben gewesen war.

»Mich wundert's, dass du überhaupt hierher gefunden hast. – Scheiße, brems ab! Da vorne liegt ein Baum mitten auf der Straße«, rief Isa.

Ella fuhr sofort rechts ran. Noch bevor das Fahrzeug zum Stehen gekommen war, rutschte es durch das Aquaplaning nach rechts weg. Es rumpelte und der Motor ging aus. Die Aufforderung der weiblichen Stimme des Navigationsgerätes: »Wenn möglich, bitte wenden«, kam zu spät.

Ella nahm die Regenjacke vom Rücksitz und schlüpfte hinein. »Warte hier, ich schau nach, wo wir reingerutscht sind.« Sie nahm das Smartphone, zog die Kapuze über den Kopf und stieg aus. Eine kräftige Böe erwischte sie frontal und drückte sie gegen ihr Auto. Vorsichtig ging sie eng am Fahrzeug entlang um den Kofferraum herum und schaltete die Taschenlampenfunktion ein. *So ein Mist!*

Zurück im warmen Auto, fragte Isa sie: »Und? Wie schlimm ist es?«

»Abgerutscht, wir hängen im Graben fest.« Ella startete den Motor, ließ die Kupplung langsam kommen und gab Gas. Das Auto bewegte sich ein kleines Stück vor, rollte sogleich wieder zurück und kippte etwas weiter nach rechts.

»Pass auf. – Gib nicht so viel Gas, sonst fallen wir noch um«, waren Isas gute Ratschläge, die Ella gerade so dringend benötigte wie diesen blödsinnigen Ausflug in den Schwarzwald bei Orkantief.

»Lass es!«, zischte Ella zurück und startete erneut einen Versuch, den Wagen zu befreien.

»Hast du Heckantrieb?«

»Ich bestimmt nicht … ach, was weiß denn ich? Das Auto soll fahren, wenn ich es brauche, fertig!«, brauste Ella auf.

»Ist ja gut«, sagte Isa kleinlaut.

Das rechte Hinterrad drehte durch und Ella hatte die Vermutung, dass sie mit jedem weiteren Versuch nur noch tiefer in den Morast abrutschen würden. Es half nichts, Ella schaltete den Motor ab und griff nach dem Handy. »Shit … kein Netz. Entweder wir steigen aus und suchen den Weg zum Kinderheim zu Fuß oder wir warten, bis einer vorbeikommt und uns hier rauszieht. Was meinst du, Isa?«

Isa saß schmollend neben ihr und starrte auf ihr Smartphone, das sie in der Hand hielt.

»Isa? Du sagst ja gar nichts mehr.«

»Ist wohl besser so, wenn du mich nur von der Seite blöd anpflaumst.«

»Entschuldige.« Isa hatte recht. Sie war nur zu Ellas Unterstützung mitgefahren und nun wurde sie von

Ella angeschnauzt, obwohl Isa für die – im wahrsten Sinne des Wortes – verfahrene Situation nicht verantwortlich gewesen war. »Es tut mir wirklich leid«, ergänzte Ella.

»Schon gut, lass uns aussteigen und nachschauen, wo dieser Weg ist.«

Ella sah auf die Uhr. Es war 18:45 Uhr und um 19:00 Uhr sollte das Treffen stattfinden. Ob sie bei diesem Wetter dort allerdings jemanden vorfinden würden außer Alex, bezweifelte sie. Der Regen peitschte Ella ins Gesicht. Sofort riss ihr der Wind die Kapuze vom Kopf.

»Komm hier rüber«, rief Isa, die mit ihrem Smartphone in der Hand vorausging.

»Da unter dem Baum liegt ein Schild, leuchte mal dahin.«

Ella rieb sich den Regen aus den Augen, bückte sich und konnte eine kleine weiße Ecke und zwei Buchstaben erkennen. *im*. Die hohe Fichte war samt den Wurzeln aus dem Erdboden gerissen worden und lag quer über dem Waldweg, der zum Kinderheim führte, und der schmalen Straße.

»Zurück zum Auto«, rief Ella und ging den Scheinwerfern entgegen.

»Was jetzt?«, fragte Isa und stieg wieder ins Auto ein.

Ella zuckte mit den Schultern. »Mmmm.«

»Auf der Einladung stand nicht, in welches Gasthaus ihr danach gehen wollt, oder?«

»Nein.«

»Ich kann mir nicht vorstellen, dass irgendjemand

bei diesem Sturm den Weg entlangläuft, bis zu einem verfallenen Kinderheim, um dann eine Nachtwanderung zu einem Gasthaus zu machen. So ein Quatsch.« Isa war sichtlich genervt. Kein Wunder. Auch sie war durchnässt und vollkommen durchgefroren.

»Es tut mir leid, Isa, dass ich dich in diese blöde Situation gebracht habe.«

»Schon okay, war ja meine eigene Entscheidung. Jetzt ein Käffchen?« Isa zog die Thermosflasche wieder aus ihrem Rucksack und schenkte – ohne eine Antwort von Ella abzuwarten – in den Plastikdeckel, der als Becher diente, ein. Ella nahm den Kaffee entgegen und trank einige Schlucke.

Ist Alex schon beim Kinderheim angekommen? Geht es ihm gut? Was wollte er mir am Telefon mitteilen? Wenn ein Auto vorbeikäme ... wenn sich der Orkan endlich beruhigen würde ... wenn der Regen zumindest ... Wenn. Wenn. Wenn.

18:55 Uhr. Ella musste eine Entscheidung treffen, jetzt!

Sie konnte nicht einschätzen, was sie am Kinderheim erwarten würde. Sie hätte Isa niemals in diese Situation bringen dürfen und ihren Vorschlag, sie zu begleiten, ablehnen müssen.

»Okay. Du bleibst hier im Auto und wartest, bis eventuell einer vorbeikommt, der uns aus dem Graben ziehen kann. Ich nehme mein Handy zwecks Taschenlampe und laufe durch den Wald bis zum Kinderheim. Wenn ich am Tor niemanden antreffe, dann komme ich sofort zurück, versprochen.«

Isa sah Ella erstaunt an. »Nee, oder? Du gehst jetzt

da nicht alleine durch den Wald. Nee, nee, du bleibst schön hier und wir überlegen uns gemeinsam etwas anderes.«

»Es geht nicht anders«, entgegnete Ella, »und ich muss jetzt auch los.« Sie wartete nicht auf eine Antwort, nahm ihre Tasche vom Rücksitz, steckte das Handy ein und stieg aus.

KAPITEL 26

Alex

Der Radiosprecher warnte vor Böen bis zu 170 Stundenkilometern, die mit gleichzeitigem Starkregen auftreten sollten. Alex hielt das Lenkrad mit einer Hand fest. Mit der anderen fingerte er eine Zigarette aus der Schachtel. Eine Böe rüttelte am Fahrzeug und er griff mit beiden Händen ans Lenkrad. Mistwetter, ausgerechnet heute. Hoffentlich fährt Ella langsamer als sonst. Er nahm das Feuerzeug und zündete sich die Zigarette an.

Der Umgang mit Frauen war manchmal nicht einfach für Alex, auch Ella – die netteste Frau, die er kannte – war ab und zu etwas launisch gewesen. Sicher war das so ein Frauending, das er nie verstehen würde. Natürlich war Ella besorgt, weil er sich nicht wie versprochen am Samstag, sondern erst am Sonntagvormittag gemeldet hatte, aber musste sie deshalb gleich die beleidigte Leberwurst spielen? Ausgerechnet jetzt, ausgerechnet in dieser verzwickten Situation? *Frauen*

eben.
Okay, Ella war trotzdem die Beste. Wenn sie sich nur nicht immer über ihre Figur Gedanken machen würde. Sie war eine schöne Frau mit Rundungen an den richtigen Stellen. Frauen konnten Komplimente nicht einfach annehmen, jedenfalls die Frauen nicht, mit denen Alex Kontakt gehabt hatte. Sie hatten immer irgendetwas an sich selbst rum zu nörgeln und verglichen sich mit anderen. Dabei waren sie schön, genauso, wie sie waren. Jede anders und jede auf ihre eigene Art und Weise, wunderschön.

Der Audi schlingerte. Alex ging vom Gas, bremste stotternd ab und schaltete in den dritten Gang runter. Das Auto rutschte auf der nassen Straße. Rechts lag der Schluchsee. Jetzt war ihm klar, warum er gleich so ins Schlingern gekommen war. Hier waren erst vor zwei Wochen die Bauarbeiten beendet worden und die Autoreifen verhielten sich auf dem neuen, nassen Teerbelag wie auf Glatteis.

Alex wusste, dass Frank ihm etwas anhängen wollte, ihm und Ella. Frank hatte nicht umsonst die blutbeschmierten Läufer – es handelte sich bestimmt um Blut- und keine Rotweinflecken – und die Schweinehälften in seinen Kofferraum geladen. Alex konnte sich auch gut vorstellen, dass die Metzgerwerkzeuge aus seinem Laden stammten. Es passte einfach alles zusammen. Er hätte schwören können, dass diese komische Einladung ein Fake war, eine Falle für ihn und Ella. Aber diesmal wusste er Bescheid und heute

würde ihn Frank nicht hinters Licht führen können. Er hatte bereits mit der Polizei telefoniert und die würde rechtzeitig vor dem ominösen Treffen dort eintreffen. Alex drückte die Zigarette in den Aschenbecher und zündete sich sofort eine weitere an.
Dass Ella nicht ganz allein in ihrem Auto unterwegs war, beruhigte Alex. Sie hatte ihm erzählt, dass Isa, seine neue Aushilfe in der Metzgerei, Ellas Nachbarin und Freundin sei. Isa hatte auch sofort beim Bewerbungsgespräch einen guten Eindruck hinterlassen. Sie war flink und freundlich zu den Kunden. Sie kannte sich zwar nicht sonderlich gut mit der Ware aus, das war bestimmt ihrer langen Berufspause geschuldet, aber sie lernte schnell dazu. Nur auf eines wartete Alex bis heute: auf Isas Unterlagen, damit er sie bei der Sozialversicherung anmelden konnte. Manchmal schien Isa etwas zerstreut. Bestimmt lag es daran.
Alex bog um die lang gezogene Kurve in Richtung Staumauer. Da stand ein Auto quer auf der Straße, mitten in der unbeleuchteten Kurve. Alex stieg sofort auf die Bremse. Es krachte, schepperte und Glas klirrte. Der Airbag sprang auf und der Sicherheitsgurt presste sich an seinen Oberkörper. Als hätte ihn eine harte Bleikugel am Brustkorb getroffen, wurde seine Lunge zusammengequetscht. Er atmete flach. Sein Kopf lag auf dem Luftsack. Langsam hob er ihn und orientierte sich. *Scheiße!*
Die Beifahrertür wurde aufgerissen, ein eisiger Wind schlug ihm entgegen und der Regen klatschte ihm ins Gesicht.

»Oh je oh je, geht es Ihnen gut, ja?«, fragte ein alter

Mann.
Alex lehnte sich zurück und spürte die Quetschungen, die der Sicherheitsgurt verursacht haben musste. Er atmete ein und wieder aus. Der kalte Regen war gut und kühlte seine Blessuren.

»Es geht so, und Ihnen?«, sagte Alex mit gepresster Stimme.

»Ja, ja meiner Frau und mir ist nichts passiert, wir waren nicht im Auto. Wir standen da«, der Mann wies in Richtung See, »hinter der Leitplanke, ja, und haben die Polizei angerufen. Also, haben die denn die Straße noch nicht gesperrt? Ja also, es tut mir so leid. Ich bin mit dem Auto in den Baum gekracht, der da mitten auf der Straße lag. Jetzt hab ich in der Aufregung vergessen, ein Warndreieck aufzustellen. Ja, ja, es tut mir so leid. Ja, wirklich leid, Entschuldigung. Kann ich Ihnen irgendwie helfen, ja? Haben Sie Schmerzen? Besser nicht bewegen, man weiß ja nie. Ich rufe gleich einen Krankenwagen und sag der Polizei noch mal Bescheid, bleiben Sie sitzen, ja.«
Sein Kopf drehte sich. Der Mann plapperte wie ein Wasserfall. Sicher war er aufgeregt und in seinem Alter war diese Aufregung sichtlich zu viel für ihn. Er stand zitternd an der geöffneten Autotür und hatte sein Smartphone in der Hand. Anstatt das Display nur zu berühren, drückte der Mann auf dem Handy herum, als müsste er eine schwergängige Tastatur betätigen.

»Nicht, nicht. Ja, ja. So was aber auch«, sagte er. Das Smartphone rutschte ihm aus den nassen Fingern und knallte auf die Straße. »Nee, nee, Elvira, komm doch mal hier rüber, ja.«

»Warten Sie, ich habe auch ein Handy, ich mach das.« Alex konnte seine rechte Seite nicht bewegen und drehte den Oberkörper Richtung Beifahrersitz, um mit dem linken Arm an das Smartphone, das in der Halterung festgemacht war, zu gelangen. Es knackte im Halswirbel und er hielt abrupt in seiner Bewegung inne.

»Oh oh, nein nein. Sie haben bestimmt Schmerzen. Oh nein, kann ich helfen? … Elvira, jetzt komm doch mal da her, ja, sonst bist du auch immer da, wo man dich nicht braucht, ja.« Der Mann zitterte weiter. Ab und an schlug er seine Hände vor den Mund und schüttelte den Kopf.

»Nein, ich muss mich nur langsam bewegen. Gehen Sie hinter die Leitplanke zu Ihrer Frau, ich rufe die 112 an.«

»Ja, also, ich weiß nicht, ob ich gerade bei meiner Frau sicher bin, ja. Aber Sie sollen doch die Polizei und einen Krankenwagen rufen, nicht diese Nummer, ja.«

»Genau das mache ich.« Alex hätte jetzt auch gerne den Kopf geschüttelt, doch leider war kaum eine Bewegung möglich. Er betastete fast blind das Handy und tippte auf dem Display herum.

»Hallo.«

»Ella, du? Nicht der Notruf? Okay, Alex hier, ich hatte einen Unfall. Ich hab nicht gesehen, dass ein Auto quer auf der Straße stand. Das ist an einen umgestürzten Baum geknallt … Hallo, Ella, noch da? Ich hab einen Unfall!«

»WAS … Ich verstehe …n Wort. Was ist … Alex?

Bist du sch… am Kinderh …ommen?« Die Verbindung war schlecht. Es knisterte und rauschte. Gleichzeitig hatte Alex das Getöse von draußen im Ohr. Der Mann hatte vergessen, die Fahrertür zu schließen, als er zurück zu seiner Frau gegangen war.

»Boah … für … Sch… wetter«, hörte Alex im Hintergrund jemanden fluchen. »Hallo, bist du noch da?«

»Ja, Alex hier, scheiß Orkan, der Baum ist auf die Straße geknallt, du musst aufpassen, fahr nach Hause, dreh um!« Dann brach die Verbindung ab. Ella hatte bestimmt nichts verstanden. Alex wurde schwindelig und er bemerkte zusätzlich eine leichte Übelkeit. Er atmete gegen eine innere Sperre, die seinen Brustkorb einschnürte. Er musste Ella warnen, sie durfte nicht ohne ihn zum Kinderheim fahren, das war viel zu gefährlich. Ob die Polizei bei diesen Straßenverhältnissen rechtzeitig eintreffen würde, stand in den Sternen.
Er rief erneut Ellas Nummer an.

»Ella?«

»Ja, Alex. Brau… du Hilfe?«

»Nein. Pass auf, du kannst nicht zum Kinderheim fahren, das ist zu gefährlich. Fahr nach Hause, okay? Ich hab die Polizei angerufen, die werden das schon machen. Hallo, Ella? Alles gut? Hast du mich verstanden?«
Die Kraft in seinem linken Arm wich. Er fiel zurück in den Fahrersitz und atmete flach. Er wusste, dass es ihm jetzt nicht gelingen würde, den Notruf abzusetzen. Er dachte an Ella und schloss die Augen.

KAPITEL 27

Noch eine Stunde bis zur Katastrophe

Ella

Der Lichtkegel des Smartphones erleuchtete nur einen minimalen Radius. Nachdem Ella die umgestürzte Fichte passiert hatte, sah sie ein Stück des Weges, der zum Kinderheim führte. Sie kletterte über abgebrochene Äste, Stämme und Gestrüpp. Ihre Sinne verschärften sich hier draußen und versetzten sie in höchste Alarmbereitschaft. Die Bäume bogen sich im Wind und das Knacken und Ächzen vermischte sich mit dem prasselnden Regen. Bei jeder starken Böe duckte sich Ella und zog die Schultern nach oben. Sie hielt ihre Kapuze fest und konzentrierte sich auf den Weg. Es roch nach verfaultem Laub, nasser Erde, Baumrinde und Moos.

Ob tatsächlich jemand dieser dubiosen Einladung gefolgt war? *Schöne Erinnerungen austauschen.* Wer von den Heimbewohnern auch nur *eine* schöne Erinnerung gehabt haben sollte, konnte sie sich nicht vorstellen. Hilde, die Köchin! Ja, das war Ellas schöne Erinnerung, aber das interessierte doch sonst keinen. *November Rain* ertönte und gleichzeitig spürte sie den Vibrationsalarm. Ella schleuderte vor Schreck das Smartphone regelrecht von sich. *Scheiße!*

Hätte sich Ella nicht ausschließlich auf ihre Gedanken und die Naturgeräusche konzentriert, so wäre ihr wahrscheinlich auch nicht ihre einzige Lichtquelle abhandengekommen. Ella folgte der Melodie und hoffte, dass sie das Handy finden würde, bevor der Anrufer aufgelegt hatte. Bestimmt war es Alex. Ihre Augen hatten sich jetzt zwar an die Dunkelheit gewöhnt, doch sie sah nur schemenhafte Umrisse, die sich im Wind bewegten. Der Boden war inzwischen so durchnässt, dass sich Pfützen gebildet hatten und Ella knöcheltief im Matsch stand. Ob ihr Handy wasserdicht war? Immerhin kam Ella der Melodie immer näher. Noch ein Schritt, dann müsste sie es erreicht haben. Ella hob das Bein, um über einen abgebrochenen Ast zu steigen, blieb mit dem Fuß hängen und stürzte der Länge nach in den Matsch. Genau in diesem Moment verstummte *November Rain*.

Sie rappelte sich hoch, ging in den Vierfüßlerstand und tastete den Matsch um sich herum ab.

Ella zitterte, die Kälte kroch durch die nasse, verschmutzte Kleidung bis auf die Haut. Und als wäre das noch nicht genug, kündigte sich eine erneute Schwindelattacke an. Ob es sinnvoll gewesen war, sich alleine auf diesen Höllentrip zu begeben, bezweifelte

Ella jetzt. Sie setzte sich auf den Boden, mitten in eine Pfütze. Wald, Orkan, Starkregen, dunkel, kalt, allein und jetzt auch noch dieser lästige Schwindel. Der Regen vermischte sich mit ihren Tränen. Sie atmete tief durch und schlang die Arme um ihren Oberkörper. Einfach sitzen bleiben und warten, bis irgendeine Menschenseele vorbeikam – Alex oder einer der anderen eingeladenen Gäste – oder aufrappeln? *»Ella, Schatz, hinfallen ist keine Schande, aber nicht mehr aufzustehen, schon.«* Mama hatte immer einen passenden Spruch parat gehabt. *Denk dran, warum du hier bist und das alles auf dich nimmst!* Ella ging wieder auf die Knie und suchte den matschigen Boden erneut nach dem verlorenen Handy ab. Endlich fand sie es, versunken in einer Pfütze. Der Regen hatte auch seine guten Seiten und so hielt Ella das Smartphone für einen Moment nach oben, um den Schnodder abzuwaschen. Es funktionierte, sogar die Taschenlampenfunktion. Unbekannte Nummer, stand auf dem Display. Ella versuchte mehrfach, zurückzurufen, doch ohne Erfolg, die Netzverbindung war wieder gestört.

Falls ihre Erinnerung sie nicht täuschte, würde sie bald das hohe, doppelflügelige Eisentor sehen können und die Mauern, die das Grundstück umgaben. Das mulmige Gefühl in ihrer Magengegend verstärkte sich. Sie hatte nicht nur mit den Sturmböen zu kämpfen, sondern immer noch mit dem Schwindel, der sich nicht abstellen ließ.

Ella drehte sich blitzschnell um. »Hallo, ist da wer?«, rief sie. Bei diesem Getöse hätte sie zwar keine Schritte ausmachen können, aber eventuell würde sie eine Antwort erhalten. Da war jemand, bestimmt. Gut möglich, dass Alex sich in ihrer Nähe befand oder einer der anderen eingeladenen Gäste. Das Smartphone zitterte in ihrer Hand, als sie damit die nähere Umgebung ableuchtete. *Nicht wieder fallen lassen!* Der Regen peitschte schräg über den Weg, sonst war nichts zu erkennen. »Alex?« Doch auch auf diesen Ruf kam keine Antwort. Ella hatte sich bestimmt getäuscht. Immerhin war es für sie – zusätzlich zu diesem Unwetter – eine emotional aufreibende Situation. Nach dreißig Jahren an den Ort zurückzukehren, der ihr gesamtes Leben negativ beeinflusst hatte. Der Ort, an dem sie gelernt hatte, keinem Menschen mehr zu vertrauen – außer Alex – und der ihre Seele zerschmettert hatte. Eine unwirkliche Situation. Sie führte einen zusätzlichen Kampf gegen das Gefühlschaos, die Kreislaufprobleme und eine nicht einzuordnende Müdigkeit. Natürlich war sie müde, sie hatte zwei Nächte zuvor kaum geschlafen ... *Verflixt!*

»Da ist doch wer. Hallo?« Ella konnte nichts erkennen, der Lichtkegel war zu klein. In welche Richtung sollte sie gehen? Zurück, dem Verfolger entgegen? Es konnte sich um Alex oder einen weiteren Bekannten aus dem Kinderheim handeln. *Konnte!* Oder sollte sie lieber um die nächste Wegbiegung fliehen? In einiger Entfernung bahnte sich ein Lichtschein seinen Weg durch die Bäume. Ella rannte. Sie konnte sich nicht daran erinnern, jemals in ihrem Leben so schnell gesprintet zu sein. Jetzt, mit einigen Kilos weniger auf der Hüfte, fiel es ihr um einiges leichter als zuvor. Sie sprang über Äste, hinein in Pfützen und Matsch,

ihrem Ziel, dem Licht, entgegen.
Als wäre ihr ein scharfes Messer in die Rippen gerammt worden, bekam Ella Seitenstechen, blieb stehen und rang nach Luft.

»Ella, warte«, hörte sie aus der Ferne, »warte auf mich.« Ella konnte die Stimme durch das herrschende Getöse nicht zuordnen, aber da es sich um eine Person handelte, die ihren Namen kannte, gehorchte sie. Das Seitenstechen machte ihr zu schaffen und sie drückte ihre Hand gegen die schmerzende Stelle.

»Isa! Ich hab dir doch gesagt, dass du …«
Isa rang nach Luft. »Ja, ja! Mensch, was rennst du denn so … Ich bin lieber im Sauwetter bei dir als im trockenen Auto alleine.«
Ella hakte Isa unter und sie stemmten sich zu zweit gegen die nächste Böe.

»Wo ist denn jetzt das Kinderheim?«, fragte Isa.

»Da vorne, schau, da brennt Licht.« Ella drehte sich um und zeigte mit dem Handy auf ihr zuvor ausgemachtes Ziel. Doch da, wo sie vor wenigen Augenblicken noch Licht gesehen hatte, war es dunkel und sie wies ins Nichts.

»Hä? Wo?«

»Da hat gerade noch Licht gebrannt«, erklärte Ella.

»Aha.« Isas Zynismus war unüberhörbar. Kein Wunder. Wäre Ella an Isas Stelle gewesen, so wäre sie bestimmt nicht mit der Freundin in den tiefsten Schwarzwald gefahren, sondern hätte schon lange das psychiatrische Kreiskrankenhaus alarmiert. Hut ab! Isa hatte Durchhaltevermögen und war nicht aus der Ruhe zu bringen, außer sie wurde unter diesen Um-

ständen im Auto allein gelassen.
Isa krallte sich an Ellas Arm fest und blieb stehen. *Okay, sie hat doch Angst.* »Da ist jemand zwischen den Bäumen, da vorne.«
Ella leuchtete in die Richtung »Hallo?« Keine Reaktion. »Da war nichts, nur Zweige, von denen der Regen tropft«, stellte Ella fest.
Sie bogen um eine letzte Kurve und das hohe schmiedeeiserne Tor des alten Kinderheims war im Lichtkegel zu erkennen.

»Hier steht ein Auto und schau mal, da gibt es doch eine andere Straße, die hierherführt. Schmal, aber immerhin geteert«, bemerkte Isa. *Na prima!*

»Vorsicht! Betreten verboten! Einsturzgefahr!«, las Ella vor. Das Schild, direkt neben der hohen Pappel, die am Eingang stand, brauchte Ella bestimmt nicht, denn keine zehn Pferde würden sie dazu bringen, durch dieses Tor zu gehen und das Grundstück zu betreten. Egal, was passieren würde. Wenn sie hier verabredet war, dann würde sie auch genau hier stehen bleiben und warten, basta!

»Ein alter Ford mit Emmendinger Kennzeichen«, bemerkte Isa. »Kennst du das Auto?«

»Nö«, erwiderte Ella. *Emmendingen, Frank? Wo, verflixt, ist Alex?* »Ich bleib genau für zehn Minuten hier stehen, dann gehen wir zurück, komme, was da wolle.« Kaum hatte Ella das ausgesprochen, wurden sie beide, Arm in Arm, von der nächsten Böe gegen das Tor geschleudert. Ella krallte sich an einer Strebe fest. Das Tor schwang nach innen zum Grundstück auf. Holz krachte und splitterte über ihr. Im nächsten Augenblick bekam Ella einen ungestümen Schubs von hinten und landete bäuchlings in einer Pfütze auf dem Gelände.

»Was soll denn ...« Ein riesiger Ast der Pappel war vom Orkan abgerissen worden und lag nun direkt auf dem Fleck, wo Ella zuvor gestanden hatte. Isa hatte ihr das Leben gerettet. Nur eine Sekunde später und Ella wäre unter dem gewaltigen Ast begraben worden. Sie schluckte schwer und trotz der eisigen Temperaturen wurde ihr heiß. Die Hitze breitete sich vom Bauchraum über den gesamten Körper aus. »D-d-d-anke«, presste Ella hervor und erhob sich mit Isas Hilfe auf wackeligen Beinen.

»Alles okay?«, fragte Isa.

»Ja, und bei dir?«

»Alles gut, aber wenn du mich fragst, können wir hier nicht bleiben. Den Weg, den wir gekommen sind, zurücklaufen, wäre lebensgefährlich, und wenn hier ein Auto steht, dann muss ja auch einer da sein. Dieser Frank vielleicht, der uns zumindest zurück zu deinem Auto fahren kann. Was meinst du?«

Zweifellos gehört das Auto Frank, allerdings weiß ich gerade nicht, ob es gut wäre, ihn hier ganz alleine anzutreffen.

Ella war sich sicher, dass sie zuvor zwischen den Bäumen ein Licht gesehen hatte, das nicht von einer Taschenlampe oder einem Handy herrührte. Eventuell war die Lichtquelle, die sie gesehen hatte, auch von den Scheinwerfern des Ford gekommen, der jetzt verlassen und dunkel vor dem Tor stand. Ella hielt sich an Isa fest, um nicht erneut in der Pfütze zu landen.

»Wieder Kreislauf«, bemerkte Isa und hakte Ella unter. »Wir müssen erst mal raus aus diesem Unwetter. Schau mal, das Wasser steigt. Mir läuft der Matsch in die Schuhe.«

Ella wollte keinen Schritt weiter. Für ihr Empfinden war sie den abgrundtiefen Fluten schon viel zu nah gekommen. Seit sie einen Schritt – oder war es eher ein Sprung gewesen? – auf dieses Grundstück gemacht hatte, war sie dem emotionalen Ertrinken so nah wie seit dreißig Jahren nicht.

»Nein«, schrie Ella aus Leibeskräften und stemmte sich gegen Isa, die loslaufen wollte.

KAPITEL 28

Die Katastrophe

Ella hakte sich bei Isa unter und sie stapften eng nebeneinander durch den Matsch über das Gelände. Das Dach des Kinderheims bestand aus ein paar vereinzelten Schindeln. Große Mauerstücke waren an der Hausfront herausgebrochen. Seitlich der Front klaffte das größte Loch. Ella konnte in der zweiten Etage in die ehemaligen Schlafsäle sehen und glaubte, eines der Betten zu erkennen. Ihre Beine gaben nach und sie sackte für einen Moment nach unten.

»Hoppala«, kommentierte Isa und half Ella, wieder in die Senkrechte zu kommen. »Aufpassen, hier liegen jede Menge Schutt und Trümmer herum, sieht man kaum in dem Matsch.«

Ella nickte. Isa konnte ja nicht ahnen, welchen seelischen Kampf Ella durchstand. *Du bist schuld! Allen Menschen, die du liebst, wird etwas Schreckliches passieren … Alex, wo verdammt noch mal bist du? Du bist schuld … Isa! Scheiße!*

»Das hat keinen Sinn. Im Kinderheim kann sich niemand aufhalten. Komm weg hier«, rief Ella gegen das Getöse an.

»Okay, wohin?«

»Zum Gewächshaus, da entlang.« Es war so weit. Die Erinnerungen krochen wie schleimige Würmer aus dem Morast. Sie schlängelten sich langsam über Ellas Beine, ihren Bauch, bis zu ihrem Kopf und hinterließen eine dickflüssige, klebrige Spur. *Nein! Abschütteln, weg damit, nicht jetzt! Ich muss einen klaren Kopf behalten und auf Isa aufpassen. Geht weg von mir! Du bist schu … halt's Maul!*

Ella war müde, sie konnte kaum noch die Augen offenhalten. Bestimmt war einfach alles zu viel für sie gewesen in den letzten Tagen.

»Auch das Gewächshaus ist schon ziemlich zerdeppert. Was ist denn das da hintendran für eine Holzhütte?«, fragte Isa.

Ella schlich eher, als zu gehen, und zog Isa immer wieder am Arm zurück. »Das ist die Scheune vom ehemaligen Bauernhof. Von dem ist wohl sonst nicht mehr viel übrig.«

»Komm schon und lass dich nicht so ziehen. Es wird immer ungemütlicher hier draußen, los«, sagte Isa ungeduldig.

Nachdem sie etwa zweihundert Meter zwischen Schutt, Dreck und Sperrmüll gegangen waren, öffnete Isa das hölzerne Scheunentor. Die Scharniere quietschten ganz schrecklich, und sofort hatte Ella wieder die Todesschreie der Tiere im Ohr. Jedes der hier geschlachteten Tiere – zur Veranschaulichung, wie bei ihr, oder zur Belustigung von Kleinschmitt – hatte aus Leibeskräften geschrien. Wenn sie in den Stall ging und die Tiere, die hier alle unsanft ums Leben gekommen waren, sie mit in den Abgrund zerren würden … *Hör sofort auf damit!*

»Ella … hörst du denn nicht, hallo, wo bist du mit deinen Gedanken? Ich sagte, hier ist es trocken, das Dach scheint dicht zu sein. Da hinten liegt Stroh, komm jetzt!«

Ella sah sich das Stroh ganz genau an, bereit, zu fliehen, falls Blut daran klebte, doch das Stroh war nur alt und modrig. Sie zog ihre klitschnasse Regenjacke aus, drehte sie um und legte sie auf die Strohunterlage. Isa tat es ihr gleich und setzte sich.

»Siehst du, gut, dass ich die Thermoskanne mit Kaffee dabeihabe. So können wir uns wenigstens innerlich aufwärmen.«

»Ja, prima«, sagte Ella ironisch. »Der hilft uns auch ungemein weiter. Was sollen wir denn jetzt machen? Kaffeekränzchen mit Kuchen? Wie soll uns Alex hier finden? Wie soll uns überhaupt jemand finden? Wer kommt schon hierher, in diese Scheune? … okay, der Fahrer des Ford. Was für ein Scheiß! Hätte ich mich nur nicht auf diesen Mist eingelassen …« Ella hielt inne und drehte sich zu Isa. »Entschuldige. Du kannst ja nichts dafür. Es tut mir leid. Aber weißt du, hier kommen alle schrecklichen Erinnerungen wieder hoch. Ich könnte ausflippen, so wütend werde ich.«

»Hier, trink.« Isa reichte Ella den gefüllten Plastikbecher. »Kein Problem, ich kenne ja deine Geschichte und versteh deine Reaktion, irgendwie. Wir kommen schon wieder nach Hause. Du bleibst hier und ich gehe in ein paar Minuten mal ans Tor, nachschauen, ob ich Alex oder jemand anderen sehe. Okay?«

Ella nickte und nahm einen Schluck von dem heißen Kaffee. Die Holzpfeiler in der Scheune bewegten sich bereits vor ihren Augen. Aber diesmal machte ihr nicht nur der Schwindel zu schaffen, sondern auch diese körperliche Schwere. Es war ihr nur unter größter Anstrengung möglich, eine sitzende Position zu halten. Ihr Oberkörper kippte immer wieder nach vorne. Ella lehnte sich an die Wand. Es war ein Segen, dass Isa den Kaffee dabeihatte. Sie leerte den Becher in einem Zug und streckte ihn Isa wieder entgegen.

»Noch einen Schluck?«

»Wenn noch was da ist, gern.« Ella kämpfte. Mit den Gedanken und mit ihrem Körper. *Ich muss wach bleiben. Auf Alex warten und auf Isa aufpassen.* Aber ihre Augenlider wurden schwer und schwerer.

»Isa?«

»Ja, Ella?«

»Du darfst da nicht alleine rausgehen. Schau lieber, ob wir hier mit den Handys Empfang ...« Etwas Gewaltiges knallte ans Scheunentor und Ella zuckte zusammen. »Was war das?«, fragte sie erschrocken. Isa sprang auf. »Ich schau nach, bleib du sitzen.«

Ella sah noch, wie Isa den Becher und die Thermoskanne abstellte, aufstand und in Richtung Tor lief. *Ich muss sie warnen. Ich muss rufen: »Bleib um Gottes willen hier und lass das Tor zu. Isa, bitte bleib hier, ich bin schuld!«* Doch über ihre Lippen kam kein Ton mehr.

Ella wurde schwarz vor Augen und sie sackte in sich zusammen.

◆ ◆ ◆

Ella versuchte, die Augen zu öffnen, doch ihre Lider fühlten sich an, als wären sie mit Klebeband fixiert worden. Ihre Gelenke schmerzten und sie spürte kein Stroh unter sich, nur eisige Kälte und Nässe.

»Warum tun Sie das? Womit hab ich das verdient?«, hörte Ella eine Stimme, die sie einem alten, ängstlichen Mann zuordnete.

»Besser Alzheimer als … daheim, oder was … los? Das … du doch am … wissen«, war die teils unverständliche Antwort einer anderen Person, die weiter von Ella entfernt war und flüsterte.

Was war passiert? Wo war Ella? Offenbar nicht mehr in der Scheune. Wie kam sie hierher? Sie versuchte, zu sprechen, und scheiterte.

»Ich habe keine Ahnung. Bitte … ich mache alles, was Sie von mir verlangen, aber lassen Sie mich bitte wieder gehen«, sagte die alte männliche Stimme.

»Na … jetzt … nicht … und genieße … Wir … keine Zeit«, war die Antwort.

Ella konnte sich daran erinnern, dass sie gerade noch in der Scheune gewesen war. Genau, Isa hatte nachsehen wollen, was den Krach am Tor verursacht hatte, und dann … wo war Isa jetzt? War es womöglich kein Ast gewesen, der von einer Böe gegen das Scheunentor geschleudert worden war? Hatte Frank das Geräusch verursacht? Einer der eingeladenen Gäste? Alex? Aber warum lag Ella dann, wie ein Paket verschnürt, mit zugeklebten Augen und Mund, hier auf dem Boden? Der Untergrund war kalt und hart und sie hatte das Gefühl, als würde das Wasser immer höher steigen. Die Geräusche des Unwetters waren nur wenig lauter als zuvor, es konnte nicht viel Zeit vergangen sein. Sich bemerkbar zu machen wäre bestimmt fatal. *Wo ist Isa? Geht es ihr gut oder liegt sie ebenso fest verschnürt neben mir? Und wo zum Teufel ist Alex?* Ellas Puls hämmerte in ihrer Halsschlagader und kündigte bestimmt das Finale der Katastrophe an. Das Wasser um sie herum stieg an. Wenn Ella so liegen blieb, würde die Brühe in ihre Nase laufen.

»So du alter ... Créme Brûlée ... flämmen«, hörte Ella.

Der alte Mann gab Geräusche von sich, die man nur mit geschlossenem Mund produzieren konnte und selbst diese waren entsetzlich mit anzuhören.

»Stopp!«, schrie eine männliche Stimme. Das Klirren von Glas ertönte. *Das Gewächshaus!* Das Krachen und Getöse verstärkten sich und plötzlich hörte Ella nur noch ein heilloses Durcheinander. Splittern, Schritte und Geschrei. »Scheiße!« Ein Gurgeln und Röcheln. Kurz darauf wurde Ella von einer warmen Flüssigkeit getroffen.

KAPITEL 29

Forensische Psychiatrie heute

»Dr. Steinhardt?«

»Ja, Ella.«

»Bitte, fragen Sie doch noch mal bei dem Pfleger nach, ob er Isa mittlerweile erreichen konnte. Und könnten Sie sich eventuell auch selbst in der Uniklinik nach dem Gesundheitszustand von Alex erkundigen? Meist klappt das doch besser, wenn sich ein Arzt persönlich meldet.«

Steinhardt nickte und griff in die Tasche seines Kittels. »Moment, das haben wir gleich. – warum haben Sie das alles dem Haftrichter nicht erzählt? Sobald Alex vernehmungsfähig ist, kann er Ihre Aussage doch bestätigen.«

»Dieser komische Pflichtverteidiger hat angegeben, dass mich die Polizei bewusstlos im Gewächshaus, mit Maske auf dem Gesicht, vorgefunden hat. Ich war nicht gefesselt. Mein Auto stand vor dem Kinderheim, genau da, wo vorher der Ford gestanden hatte. Ich weiß aber ganz genau, dass mein Wagen weit weg vom Kinderheim unfreiwillig im Graben geparkt war! Mir ging es nicht gut. Schwindel, Übelkeit, der Schock über das, was gerade alles passiert war, die Geister aus früheren Zeiten, das war einfach zu viel. Ich wollte nur noch meine Ruhe, verstehen Sie.«

Die Tür wurde abrupt geöffnet »Sie haben geklingelt? Wie kann ich helfen«, fragte ein Pfleger.

»Hallo Sebastian. Konnten Sie Isa mittlerweile telefonisch erreichen?«

»Nein, leider nicht, aber ich probiere es weiter.«

»Danke, das war's schon.«

Der Pfleger verabschiedete sich und schloss die Tür.

»Verflixt, wo ist Isa?«, fragte Ella verzweifelt.

Steinhardt blätterte in seinen Unterlagen. »Ihr Anwalt ist gar nicht so komisch, wie Sie denken. Ich kenne ihn, wir waren Schulkameraden im Gymnasium. Also, ich habe eben von ihm eine Abschrift des Polizeiberichts bekommen«, Steinhardt zwinkerte Ella zu, »jedenfalls steht hier: Frau Isabella Amann wachte kurz nach Eintreffen der Beamten auf. War blutbeschmiert, verstört und desorientiert … Ist bei Ihnen eigentlich direkt danach eine Blutuntersuchung gemacht worden?«

»Nein, jedenfalls kann ich mich daran nicht erinnern.«

»Tja, ich nehme mal an, das würde dann ja auch hier im Bericht stehen, wenn auf KO-Tropfen oder andere Narkotika untersucht worden wäre.« Steinhardt schüttelte den Kopf. Er stand auf, legte die Unterlagen auf seinen Stuhl und ging ein paar Schritte im Zimmer

auf und ab. Ella sah ihm an, dass er sich tatsächlich nicht nur Gedanken um ihren geistigen Zustand machte, sondern auch um die Umstände, die dazu geführt hatten, dass sie unter Mordverdacht stand. Sie spürte, dass er ihr Glauben schenkte, warum hätte er sonst die Abschrift des Polizeiberichts bei ihrem Anwalt eingefordert. Er als Facharzt für Psychiatrie und Psychotherapie musste doch nur das gerichtlich angeforderte Gutachten verfassen.
Steinhardt ging zurück zum Stuhl und nahm die Akten wieder in die Hand.

»Die Beamten haben das komplette Gelände durchsucht, die Leiche von Dr. Kleinschmitt im Gewächshaus entdeckt, aber außer Ihnen keine weiteren lebenden Personen ausmachen können. Wo also war Isa?«, sagte Steinhardt mehr zu sich selbst und lief mit den Akten in der Hand weiter auf und ab. »Mmmhhh, hier steht auch, dass Alex die Polizei vorab informiert hatte, die Beamten aber aufgrund der Wetter- und Straßenverhältnisse zu spät am Kinderheim eingetroffen waren … ach, das ist ja interessant.«

»Was denn?«, fragte Ella neugierig. Steinhardt kam auf sie zu und blieb vor ihrem Bett stehen.

»Der Beamte hier schreibt: Auf der Schweinehälfte sowie den blutbeschmierten Berberteppichen waren die Fingerabdrücke von Isabella Amann. Das Blut auf den Teppichen konnte den ersten beiden Opfern zugeordnet werden. Und aufgrund dessen, dass Sie eine persönliche Beziehung zu Alexander Fröhlich führen, der wiederum Inhaber einer Metzgerei ist, zu der die Messer und Werkzeuge gehörten, wird der Anruf von

Alex nicht als Warnung, sondern eher als perfider Plan eines ebenfalls Tatverdächtigen ausgelegt.«
Alex wurde also auch verdächtigt. Jetzt waren die Unbekannten am Ziel. Egal, ob es Frank war oder mehrere Personen, die sie und Alex in diese Situation bringen wollten, sie hatten es geschafft. Und wenn Frank es gewesen war, dann hatte dieser auch vorgesorgt, sodass man Ella keinen Glauben schenken würde. Er hatte bestimmt ein wasserdichtes Alibi. Was nun? Ella war ratlos.

»Sehen Sie, Dr. Steinhardt, mir würde niemand glauben«, sagte sie verzweifelt.

»Ella, Sie brauchen jetzt dringend eine Pause. Versuchen Sie, zu schlafen. Ich komme später wieder zu Ihnen.«

KAPITEL 30

Forensische Psychiatrie

Dr. Felix Steinhardt

Steinhardt legte die Akten auf den Schreibtisch und setzte sich. So viele Ungereimtheiten, und doch war er mittlerweile von Ellas Unschuld überzeugt. Ihre Kindheitsgeschichte hatte ihn sehr berührt. Grausam, wie die unschuldigen Kinder psychisch und körperlich misshandelt und missbraucht worden waren. Unvorstellbar war auch, dass dies über Jahre hinweg keinem Außenstehenden aufgefallen war.

Natürlich war es nicht seine Aufgabe, den tatsächlichen Tathergang aufzudecken oder gar Ellas Unschuld zu beweisen, dafür gab es Polizei und Justiz. Und doch war es ihm ein Bedürfnis, ihr zu helfen. Anscheinend hatte sich keiner dafür interessiert, warum sie bewusstlos gewesen war.

»Und damit war das Thema erledigt?«, sagte Steinhardt laut zu sich selbst. Er stand auf, ging zum Side-

board, das in seinem Büroraum die komplette Wand bedeckte, und stellte eine Tasse unter den Kaffeevollautomaten.
Er musste unbedingt Isa ausfindig machen, die eine wichtige Zeugin war. Isa Neudorf, Ellas Freundin, Nachbarin und Begleiterin in dieser besagten Nacht. Steinhardt ließ den Kaffee unberührt stehen, nahm seinen Aktenkoffer und verließ die forensische Psychiatrie.

Er las die Namensschilder zweimal. In der linken Doppelhaushälfte wohnte Isabella Amann, genannt Ella, seine Patientin, die in der Forensik auf ihn wartete. Das gesamte Areal war genau so, wie Ella es beschrieben hatte: das Haus, der alte Apfelbaum mit der Bank darunter, der Forsythienstrauch nahe der hohen Hecke, die Rosen ihrer Mutter und das Vogelhaus. Er hatte sich nicht getäuscht. Ella hatte ihn tatsächlich nicht angelogen, denn entgegen weitverbreiteter hobbypsychologischer Weisheiten wurden Lügner nicht anhand ihrer Körpersprache entlarvt, sondern unter anderem daran, wie detailliert und anschaulich deren Schilderungen waren. Ein Lügner würde seine Aussagen immer eher kurz, abstrakt und detailarm halten.

Den Namen an der Tür der rechten Doppelhaushälfte konnte er nicht zuordnen: Hedwig Landvogt. Eventuell hatte Isa das Namensschild noch nicht ausgetauscht. Ella hatte erwähnt, dass Isa erst seit ein paar Wochen ihre Nachbarin sei. *Aber die Post? Na ja, auf*

dem Land sind dem Postboten bestimmt noch alle Kunden persönlich bekannt, anders als bei uns in der Stadt.
Auch das dritte Klingeln bei Hedwig Landvogt brachte keinen Erfolg. Steinhardt drehte sich um und ging zurück zu seinem Auto, das er direkt an der Spielstraße geparkt hatte.

»Hallo, zu wem wollet Sie denn?«, rief eine alte Frau von der gegenüberliegenden Straßenseite. Die Lockenwickler in ihren Haaren waren farblich bunt gemischt, passend dazu trug sie einen Bademantel, der bei jedem Schritt, den sie auf Steinhardt zukam, aufklaffte. Genauso, wie Ella die Frau, deren Namen Steinhardt nicht einfallen wollte, beschrieben hatte.

»Schönen guten Morgen«, begrüßte er die Frau.

»Morgen. I bin d Frau Stockmeier.« *Ah genau!* »Zu wem wollet Sie denn?«

»Ich wollte Frau Isa Neudorf besuchen, die hier im Haus Nr. 5 wohnt.«

»Nee, in der Fünf wohnt die Hedwig, aber die isch scho ä Weile im Pflääägeheim, wäge der Kurzzeitpflääge, wisset Sie. Mir sin ä mol gspannt, ob die noch a mol heim komme ko. Des sieht net gut aus, wisset Sie. Des isch halt ä Kreiz mit dem Alter, gell.« Steinhardt ordnete den Dialekt der alten Frau zwischen Badisch und Schwäbisch ein. Gerade, als er eine Frage stellen wollte, holte Frau Stockmeier tief Luft, trat nah neben ihn und legte ihre Hand auf seine, als würde sie ihm gleich ein Geheimnis verraten.

»Die Isa, die Sie suchet, des isch die Enkeli von der Hedwig, wisset Sie. Die wohnt aber scho lang nimmi do. Die isch in Auschtralie und dort verhierodet mit e me Auschtralier. Aber des misset scho mindeschtens, ha, losset Sie mi a mol überlege, wenn net sogar fascht zehn Johr si, wo die nemme do war. Die soll jo au krank si un desshalb nemme fliege kenne, wisset Sie. Jo, un sonscht hat die Hedwig keine Verwandte mä, des wisst i aber.«

»Kümmert sich jemand um das Haus, solange Frau Landvogt im Pflegeheim ist?«, konnte Steinhardt beim nächsten Luftschnapper von Frau Stockmeier dazwischenschieben.

»Ja ja. Des hät i Ihne scho noch erzählt. Also do kummt ä Butzfrau, gell. Oft kummt die, wirklich oft. Warum au immer, es macht jo keiner Dreck, gell. Aber wann die heut kummt, des kann i net sage, weil i bin ja net so neugierig wie manch andre Nochbarn do, wisset Sie. I hoff, Sie verstehn mi, i kumm jo gebürtig ausem Rems Murr Kreis, kennet Sie des? Also des is im Schwäbische. Aber losset Sie mi mol nochdenke, also i bin jetzt scho fascht fufzig Johr do im Badische. Ja Sie, was wellet Sie denn jetzt heut do von der Isa?«

»Ich wollte nur etwas abgeben.« Steinhardt fiel auf die Schnelle nichts Besseres ein.

»Achso ja, I muss jetzt au mei Zeitung hole un zum Kalle, meinem Mo gehe, der wardet scho mit dem Kaffee uf mi. Also dann, machet Ses gut, gell.« Steinhardt sah nur noch den wehenden Bademantel, der auf der gegenüberliegenden Straßenseite hinter dem Briefkasten verschwand.

Er öffnete das Auto, setzte sich hinein und drehte den Zündschlüssel. Plötzlich tauchten die Lockenwickler von Frau Stockmeier direkt vor der Windschutzscheibe auf und er zuckte vor Schreck zusammen. Sie klopfte ans Seitenfenster, das er daraufhin öffnete.

»I han jo ganz vergesse. Heut wird die Pflanzerde und der Dünger gliefert. Dann isch se au do, die Butzfrau von de Hedwig.« Sie sah auf ihre Armbanduhr. »So innere Schdund etwa, gell. Also dann.« Als sich Steinhardt für die Information bedanken wollte, hatte sich die alte Dame auch schon wieder von seinem Auto entfernt.

Isa gab es nicht! Jedenfalls konnte die in Australien lebende Enkelin nicht die von Ella beschriebene Frau sein. Eine Frau, die seit fast zehn Jahren verheiratet im Ausland lebte und so krank war, dass sie nicht in die Heimat fliegen konnte, um ihre Oma zu besuchen. Steinhardt griff nach seiner Aktentasche und kramte das Handy hervor. Gerade, als er die gesuchte Telefonnummer in den Kontakten gefunden hatte, bekam er einen Anruf.

»Steinhardt?«

»Hallo Herr Dr. Steinhardt, hier ist Frau Buchmüller aus dem Labor. Sie hatten ein Medikament zur Analyse bei uns eingereicht und als dringend deklariert. Die Ergebnisse liegen uns nun vor.«

»Ach ja. Um welche Substanzen handelt es sich?«

»Um eine Kapsel Vitamin B-Komplex ohne jeden weiteren Zusatz.«

»Vitamin B-Komplex?«, wiederholte Steinhardt ungläubig.

»Ja, ganz sicher. Ich habe die Inhaltsstoffe zweimal analysiert.«

»Danke, Frau Buchmüller.«

»Bitte, und einen schönen Tag noch.«

»Ihnen auch!«

Das waren Ellas Kapseln? Ein freiverkäufliches Vitaminpräparat? Dadurch sollte sie abgenommen haben? Die Schwindelattacken, die Blackouts? Das konnte nicht sein, er hatte sich bestimmt nicht so getäuscht – oder doch? Im Bericht ihres Therapeuten stand: Psychosen und chronische Depression, medikamentös eingestellt. Zählte Steinhardt nun eins und eins zusammen, kam er auf eine schizophrene Psychose. Ella, Isa – Isa und Ella, ein und dieselbe Person? Er griff nach dem Handy, das er neben sich auf den Beifahrersitz gelegt hatte und wählte die gespeicherte Nummer.

»Sebastian? Hier Steinhardt. Könnten Sie mit dem Telefon bitte zu Frau Amann gehen und ihr den Hörer reichen? Ich muss sie unbedingt etwas fragen.«

»Ja klar, dauert aber einen Moment.«

»Danke!« Steinhardt nutzte die Zeit, in der der Pfleger zu Ella unterwegs war, um in ihrer Akte zu blättern und sich dazu seine Gedanken zu machen. Phase 8.2! Phasen der Bewusstseinsentwicklung. Die schmerzhafte, abrupte Trennung von ihren Eltern, Ellas Schuldgefühle, das brutale Umfeld im Kinderheim und dadurch entstandene, jahrelange Depressionen. Ellas Nachbarin und Freundin Isa war imaginär, nicht existent? Isa – Ella – Isabella. Eine Person? Einige Kinder hatten imaginäre Freunde. Manchmal waren diese Freunde aber auch Beschützer, diejenigen, die immer wussten, was zu tun war … das würde allerdings eher dafür sprechen, dass Alex imaginär war, doch der war real und lag mit schweren Verletzungen in der Uniklinik. Steinhardt schüttelte den Kopf.

In Ellas Welt verschwammen vermutlich die Grenzen zwischen Wahn und Wirklichkeit. Solange, bis Ella die innere und äußere Realität nicht mehr unterscheiden konnte. Für sie war somit alles wahr, was sie ihm berichtet hatte, auch wenn die Tatsachen massiv davon abwichen. Außerdem sprach für eine schizophrene Psychose, dass der Auslöser für dieses Krankheitsbild – bei manchen Menschen, so auch bei Ella – in der Kindheit zu suchen war. Sie war einsam und der soziale Rückzug geschah nicht aufgrund ihres Übergewichtes. Auch von Schlaf- und Konzentrationsstörungen hatte Ella berichtet. Alles zeugte somit von der Richtigkeit seiner These.

»Dr. Steinhardt, sind Sie noch dran?«, fragte der Pfleger.

»Ja, Sebastian.«

»Gut, ich gebe den Hörer an Frau Amann weiter.«

»Danke!«

»Doc, sind Sie es?« Ella hörte sich verschlafen an.

»Ja, ich habe eine Frage. Wer wohnte vor Isa in der Doppelhaushälfte neben Ihnen?«

»Hedwig Landvogt, aber die ist schon länger im Altersheim, warum?«

»Das erkläre ich Ihnen alles später. Sagen Sie, Ella, hatte diese Frau Landvogt eine Enkelin?«

»Keine Ahnung. Ich hatte nicht viel Kontakt zu ihr.

Wir haben uns gegrüßt, sonst nichts. Die war immer sehr eigenartig.«

»Das war's schon. Bis später, Ella.«

»Ja, aber …«

»Ruhen Sie sich noch etwas aus. Tschüs.«

KAPITEL 31

Dr. Felix Steinhardt

Noch eine Fahrtzeit von zwei Minuten zeigte das Navi an. Steinhardt wollte sich nicht von seiner spontanen Mutmaßung fehlleiten lassen. Denn auch er als Facharzt für Psychiatrie und Psychotherapie konnte sich täuschen. Er kannte Ella erst seit ein paar Tagen. Immerhin existierte eine Isa Neudorf, wenn auch in Auschtralie, wie Frau Stockmeier zu sagen pflegte. Steinhardt sah auf die Uhr. Noch eine halbe Stunde, bis die Putzfrau von Frau Landvogt auftauchen würde. Genügend Zeit, um sich hier, zwischen Kirchzarten und Oberried, umzusehen.

Ein Parkplatz vor der Tür war schnell gefunden. Der Schweinskopf mit einem Apfel im Maul zierte das Schaufenster, genau wie Ella es beschrieben hatte. Steinhardt stieg aus seinem Wagen und ging die drei Stufen zum Eingang nach oben. »Bis auf Weiteres geschlossen«, stand auf dem handschriftlich verfassten Zettel an der Tür. Damit konnte er die Idee, sich mit einem Mitarbeiter der Metzgerei über Isa zu unterhalten, ad acta legen. Der Seiteneingang zum Wohnbereich des Hauses war schnell gefunden. *Alexander Fröhlich* stand auf dem Klingelschild. Ellas Aussage hatte bis zu diesem Punkt also absolut ihre Richtigkeit gehabt. Dr. Steinhardt ging wieder zum Auto, stieg ein und fuhr zurück nach Kirchzarten.

»Warten Sie, ich helfe Ihnen«, rief Steinhardt der Frau entgegen, die gerade mühsam versuchte, einen schweren Sack Blumenerde von der Straße zur Haustür zu schleifen.

»Boah, hätte der Lieferant nicht fünf Minuten warten können, bis ich hier war? Nein, der stellt die Erde und den Dünger einfach vor die Tür. Ja, danke!«, erwiderte die schätzungsweise Mitte 40jährige, schlanke Frau mit Kopftuch, viel zu großen Gummihandschuhen und grüner Gartenschürze.

»Wo soll der denn hin?«, fragte Steinhardt, klemmte seine Aktentasche unter den Arm und packte den Sack.

»Am besten in den Keller. Ich soll ja sowieso erst nach dem 15. Mai auspflanzen. Nach den Eisheiligen, hat Frau Landvogt mir aufgetragen. Das wäre sehr nett von Ihnen. Wir müssen durchs Haus in den Keller.«

»Kein Problem«, antwortete er, obwohl er sich wenig Chancen gab, mit diesen achtzig Litern, die er gerade eng an seinen Bauch presste, bis in den Keller zu gelangen.

Ella hatte diese Seite des Doppelhauses nie beschrieben. Sie hatte auch nie erwähnt, ob sie einmal bei Isa

zu Besuch gewesen war. Alles hatte sich nur in ihrem eigenen Zuhause abgespielt, ging es Steinhardt durch den Kopf.
Wie zugänglich doch manche Menschen – so wie diese fremde Frau – waren, und das in der heutigen Zeit, oder lag es tatsächlich am Landleben? Vertrauten sich hier die Menschen immer noch mehr als in der Stadt? Jedenfalls musste er keine fadenscheinigen Vorwände erfinden, um mit der Putzfrau in Kontakt zu treten. Steinhardt kam schon bei der letzten Stufe bis zur Eingangstür des Hauses ins Schwitzen und stellte den Sack stöhnend ab.

»Soll ich mithelfen? Verdammt schwer, das Ding, was?«, fragte die Reinemachefrau, die ihm die Haustür oberhalb der fünf Stufen aufhielt. Steinhardt stellte sich gerade hin, drückte eine Hand ins Kreuz und streckte den Rücken durch. Er beließ es beim Versuch und nahm die angebotene Hilfe gerne an. Wieder einmal eine Bestätigung dafür, dass er zu viel Zeit in der Klinik und mit seinen Patienten verbrachte. Seit Monaten fristete seine Mitgliedskarte für das Fitnessstudio ein Schattendasein im Portemonnaie. Er musste unbedingt etwas an seinem Lebensstil ändern, sobald dieser Fall abgeschlossen war. Steinhardt hob den Sack an. Die Putzfrau half mit.

»Hier links im Flur, die Treppe hinunter geht's zum Keller.«
Gerade als sie sich nicht entscheiden konnten, wer auf den Stufen zum Keller vorausgehen würde, riss der Plastiksack. Steinhardt versuchte, gegenzusteuern, machte allerdings mit seinen ungelenken Hand-

bewegungen die Situation nicht besser.

»Ach du Schei… benkleister«, kommentierte die Raumpflegerin.

»Das tut mir leid«, entschuldigte sich Steinhardt.

»Na ja, Sie können ja nichts dafür, dass die Deppen nicht imstande sind, achtzig Liter Erde mit einem festeren Material zu umhüllen. Sie bleiben hier stehen und bewegen sich besser nicht, sonst verteilen Sie die Erde noch im kompletten Flur. Ich hol die Kehrschaufel und feg erstmal den größten Dreck hier weg. Moment.«

Steinhardt war umgeben von Blumenerde und wollte nicht noch für größere Verschmutzungen verantwortlich sein. Er ging einen Schritt zur Seite und stieß an das Sideboard in der Diele. Sofort fiel eine geöffnete Handtasche auf den Fußboden und der Inhalt verteilte sich zwischen der Blumenerde. *Mann, bin ich ein Schussel.* Steinhardt bückte sich und sammelte einen Lippenstift, Make-up, Kugelschreiber, Handy, Briefumschlag und Schlüssel wieder ein, stopfte alles in die Handtasche zurück und stellte sie an ihren Platz.

»War was?«, fragte die Putzfrau, die mit Besen und Schaufel zurückkam.

»Ich habe mich nur am Sideboard gestoßen, alles okay.«

Die Raumpflegerin bückte sich und fegte die Erde zusammen. Sie war wendig. Kein Wunder mit der schlanken, sportlichen Figur, die er nun von hinten – ohne störende Front der Schürze – betrachten durfte.

Augenscheinlich nahm sie sich die Zeit, um ihren Körper fit zu halten, oder das brachte der Beruf mit sich.

»So, alles weg. Wir können das Ding jetzt runterschleppen.«

Steinhardt schnappte sich den aufgerissenen Zipfel, faltete ihn so, dass keine Erde mehr herausfallen konnte, und ging die Stufen voran in den Keller.

»Wohnen Sie hier?«

»Nein, nein, ich bin nur die Putzfrau oder das Mädchen für alles. Frau Landvogt ist schon seit ein paar Monaten im Pflegeheim. Sie hat keine Verwandten in der Gegend, daher hat sie mich engagiert. Sie geht davon aus, dass sie bald wieder zurück in ihr Haus kommen kann, und dafür soll alles blitzblank und in Ordnung sein. Wenn Sie mich fragen … ich gehe sie ja regelmäßig im Heim besuchen, ich glaube aber, das wird nichts mehr. – Sie zahlt gut, hier macht keiner Dreck, außer Ihnen«, die Putzfrau lächelte ihm zu, »es quatscht mir keiner in die Arbeit. Ich kann machen, was ich will, also alles in allem ein guter Job.«

Sie kamen am Fuße der Kellertreppe an. »Jetzt kann ich den Sack alleine dorthin ziehen, wo Sie ihn haben möchten«, sagte Steinhardt. »Gehen Sie voraus und öffnen die Tür?« Der Keller war groß und in dem langen Gang zählte Steinhardt fünf Türen, die alle geschlossen waren.

»Hier rein, bitte«, sagte die Haushaltshilfe und zeigte in einen etwa zwanzig Quadratmeter großen Raum. Steinhardt schleifte den Sack hinein und stellte ihn, wie von der Frau angewiesen, in einer Ecke neben dem Regal ab.

Ein altmodisches Telefonklingeln ertönte aus der Diele im Erdgeschoss.

»Oh, Telefon, bleiben Sie bitte kurz hier? Bin gleich wieder da. Das ist bestimmt Frau Landvogt«, sagte die Putzfrau und rannte die Treppe nach oben. Steinhardt sah sich um. In dem Raum war eine weitere Tür ohne Klinke und direkt davor standen einige verschnürte Kisten und offene Kleidersäcke. Er stieß mit dem Fuß an einen der weißen Säcke mit der Aufschrift »Rotes Kreuz Kleidersammlung«. Nicht, dass er neugierig gewesen wäre, aber er hatte eine Mission zu erfüllen, beruhigte er sein schlechtes Gewissen. Die Putzfrau hatte bereits bemerkt, dass er etwas ungeschickt war, so hätte er eine vortreffliche Ausrede, wenn sie gleich die Kellertreppe wieder herunterkam. Der Sack fiel um und einige Kleidungsstücke rutschten auf den Boden. Er bückte sich – schließlich musste er seine Ungeschicklichkeit ausbügeln – und hob ein buntes Nachthemd auf. Fein säuberlich faltete er das mit Spitze verzierte Nachtkleid und legte es zurück in den Kleidersack. Außerdem war eine schwarze Jacke aus dem Sack gerutscht. Leder vermutlich, bemerkte er, als er sie hochnahm und genauer betrachtete. Goldene Reißverschlüsse, kurz geschnitten, in Größe 38.

KAPITEL 32

Dr. Felix Steinhardt

»Wenn der Karl scho nemme ko wäge seinem Kreiz dann muss i halt ran. Den Dünger ko ma jo net so uf de Stroß stehe losse. Den kennt jo jeder mitnemme, gell«, sagte Frau Stockmeier schnaufend. Sie kam diesmal zumindest bekleidet und mit voller Lockenpracht in den Keller. Steinhardt ließ die Lederjacke fallen und nahm Frau Stockmeier den Sack ab.

»Ja, was mache denn Sie do? I han mi scho gwundert, warum des Audo do obe immerno stoht.«

»Hallo, Frau Stockmeier. Warum tragen Sie denn den Dünger hier in den Keller, das hätte ich doch machen können.«

»Die Butzfrau isch am Telefon und der Dünger, ja, den hätt jo jeder mitnemme kenne, do han i halt denkt … na ja, für d Hedwig ebbe.«

»Das ist nett von Ihnen, danke!«

»Isch Ihne der Sack mit denne alde Klamotte um-

keit? Net schlimm, wadde Se, i helf Ihne.«
Die alte Dame eilte an ihm vorbei, bückte sich und stopfte alle Kleidungsstücke wieder in den Rot-Kreuz-Sack zurück.

»Sodele, jetzertle, alles wiedder am Platz, gell.«

»Sagen Sie, Frau Stockmeier, Sie wissen doch bestimmt, wohin diese Tür führt.« Steinhardt wies auf die zweite Tür ohne Klinke.

»Ja, klar weiß i des. I han jo die kennt, die do ursprünglich mol baut hän. Wisset Sie, des war so. Die Irmi Schlageder un ihr Mo, die hend in dem Haus nebedro gwohnt un do in dem, wo mir jetzt sind, ihre Tochter mit Mo un Sohn. Un weil die net immer bei jedem Wetter ums Haus laufe wollde um an Bsuch zu mache, han die do im Keller die Durchgangsdür gmacht.«
Aber do isch irgend ebbes bassiert und die han die Doppelhäuser dann schnell, also scho noch fünf Johr, widder verkauft.«

»Also handelt es sich um eine Verbindungstür zur anderen Doppelhaushälfte?«

»Des han i doch grad gsagt... « Die Putzfrau kam zurück. » ... huch, jetz bin i abber verschrogge«, sagte Frau Stockmeier. »I han di gar net khert.«

»Hallo Frau Stockmeier, kann ich was für Sie tun?«, fragte die Raumpflegerin.

»Nö, i han nur den Sack mit dem Dünger ...«

»Das ist sehr nett von Ihnen. Ich wünsche Ihnen und Ihrem Mann Karl einen schönen Tag.« Die Putzfrau drängte die alte Dame höflich, aber bestimmt die Treppe nach oben.

Eine Verbindungstür, die Lederjacke! Steinhardt zweifelte nun immer mehr an seiner eigenen spontan gestellten Diagnose. Die Sache wurde immer mysteriöser. Würden seine bisherigen Indizien reichen, um Ella zu helfen? Was hatte er in der Hand? Eine Isa Neudorf in Australien, die vermutlich gestohlene Lederjacke und eine Verbindungstür.

»Boah, diese neugierige Alte treibt mich noch in den Wahnsinn. War sonst noch was, außer dem Dünger?«

»Nein, alles okay«, erwiderte Steinhardt.

»Entschuldigung, aber ich habe mich noch gar nicht bei Ihnen vorgestellt.« Er ging auf sie zu und streckte ihr die Hand entgegen. »Mein Name ist Steinhardt.«

»Stimmt, wir haben uns nicht bekanntgemacht, mein Name ist Müller. Danke, dass Sie mir geholfen haben mit dem schweren Ding da.« Sie wies auf den Sack mit der Erde. »Falls Sie noch Zeit haben, darf ich Ihnen für Ihre Hilfe einen Kaffee oder Tee anbieten?«

»Gern, einen Kaffee«, antwortete Steinhardt und folgte Frau Müller ins Erdgeschoss des Hauses.

Durch die doppelte Terrassentür, die direkt in den Garten führte, drang viel Licht ins Wohnzimmer. Allerdings wurde von den dunklen, massiven Möbeln in Eiche rustikal wieder allerhand verschluckt. Perserteppiche mit arabesken Mustern lagen auf dem rötlichen Fliesenboden verteilt.

»Darf ich fragen, wie lange Sie hier schon arbeiten, Frau Müller?«, sagte Steinhardt, während er das vierte Stück Würfelzucker in den Kaffee fallen ließ.

»Seit ein paar Wochen. Ich habe mich auf die Zeitungsanzeige von Frau Landvogt gemeldet und die hat mich auch gleich eingestellt«, antwortete Frau Müller und setzte sich ihm gegenüber in den ausladenden braunen Ledersessel.

Steinhardt rührte seinen Kaffee um. »Wohnt sonst noch jemand hier?«

»Nein. Okay, die olle Stockmeier hat bestimmt schon wieder zu viel gequatscht. Also, ab und zu übernachte ich hier. Das tut doch keinem weh, oder? Aber sagen Sie mal, warum wollen Sie denn das alles wissen?«

»Nur Small Talk«, antwortete Steinhardt.

»Aha ... einen Keks zum Kaffee?«

»Gern.«

Frau Müller stand auf und ging in Richtung Küche. Genau in dem Moment klingelte sein Handy.

»Steinhardt«, meldete er sich.

»Hier Sebastian, hallo, Herr Doktor. Sie hatten Herrn Prof. Degen in der Uniklinik angerufen und sich nach Alexander Fröhlich erkundigt?«

»Ja Sebastian, das stimmt.«

»Sie können ihn jetzt telefonisch erreichen, aber er hat leider nur jetzt kurz Zeit für Sie, deshalb melde ich mich bei Ihnen.«

»Prima, danke, Sebastian. Ich rufe ihn gleich zurück. Tschüs.«

Frau Müller kam mit einem gefüllten Teller voller Kekse zurück. »Stör ich?«

»Nein, nein, aber ich muss leider los. Tut mir leid, dass Sie die Kekse umsonst geholt haben.«

»Schade, wirklich schade. Vielleicht sieht man sich irgendwann noch mal, und danke für Ihre Hilfe.«

»Vielleicht, und danke für den Kaffee.«

KAPITEL 33

Forensische Psychiatrie heute

Dr. Felix Steinhardt

»Dr. Felix Steinhardt«, las Frau Müller von seinem Namensschild laut ab. »Sie sind ein Psychodoktor?«, sagte sie dann erstaunt. Die Putzfrau hatte, für seinen Geschmack mit ihrem aufgelegten Make-up etwas übertrieben. Steinhardt verglich ihr Gesicht mit einer Wand, deren Löcher und Unebenheiten zugespachtelt wurden. Die Augenlider waren schwarz umrandet und der Lippenstift strahlte in einem Knallrot. Die Gartenschürze hatte sie gegen einen schwarzen, eleganten Trenchcoat getauscht und anstatt des Kopftuches trug sie ihre langen, brünetten Haare offen.

»Was hatten Sie erwartet, nachdem Sie die Adresse der Forensischen Psychiatrie hier in meiner Aktentasche gelesen hatten?« Steinhardt zeigte auf seine Tasche, die Frau Müller auf den Tresen am Empfang der Klinik gelegt hatte.

»Keine Ahnung. Ich dachte, Sie sind eher so ein typischer Bürohengst und arbeiten in der Verwaltung oder so, sonst hätte ich Ihnen die Aktentasche wahrscheinlich nicht hierhergebracht.«

»Danke, ich hatte schon überlegt, wo ich sie liegen gelassen habe. Darf ich Ihnen jetzt zum Dank auch einen Kaffee anbieten?«, fragte Steinhardt.

»Wo? Hier?«

»Wir können gern in mein Büro gehen, im zweiten Stock, da sind wir ungestört.«

»Wenn Sie mich dann auch wieder hier rauslassen, okay.«

Steinhardt lächelte und zwinkerte ihr zu »Das kann ich Ihnen nicht versprechen.« Dann ging er voraus zum Aufzug.

Er schloss die Tür auf, legte seinen Arm auf den Rücken von Frau Müller und schob sie höflich, aber bestimmt in das Zimmer hinein. Frau Müller drehte sich auf dem Absatz um und stieß an seine Brust. »Ich will keinen Kaffee mehr. Ich muss gehen, jetzt!« Steinhardt schob sie ins Zimmer zurück und schloss die Tür.

»Was ist denn …«, sagte Ella verschlafen und öffnete die Augen. »Isa! Gott sei Dank es geht dir gut. Danke, Dr. Steinhardt, dass sie Sie gefunden haben.«

»Leck mich! Ich will raus hier.« Wieder drehte sich Isa um, packte Steinhardts Oberarme und schüttelte ihn. Dabei sah er einen außergewöhnlichen Ring, der an ihrem linken Mittelfinger prangte. Ein goldener Siegelring mit einem schwarz eingefassten Onyx, den ein Löwenkopf zierte.

»Isa? Was ist denn passiert? Warum willst du denn schon wieder gehen? Bitte setz dich doch ...«, flehte Ella.

Steinhardt löste sich von Isa, griff in seine Kitteltasche und betätigte den Funkruf.

»Isa, was ist denn los mit dir ... um Gottes willen?«, fragte Ella verdutzt.

»Lasst mich in Ruhe. Ich bin ein freier Mensch. Ich will sofort raus hier«, schrie Isa hysterisch, schlug um sich und schüttelte den Kopf.

»Du hast meinen Ring?«

Die Tür ging auf und Pfleger Sebastian kam herein. Nachdem Isa mit Medikamenten versorgt und in ein anderes Zimmer gebracht worden war und Steinhardt alles Notwendige veranlasst hatte, kehrte wieder Ruhe ein.

Steinhardt setzte sich auf den Stuhl vor Ellas Bett. Sie war vollkommen verstört.

»Isa? Sie hat meinen Ring. Ich verstehe das nicht, Doc. Wie haben Sie sie gefunden?«

»Nachdem Ihre Nachbarin, Frau Stockmeier, mir erzählt hat, dass da aktuell keine Isa wohnt, aber eine Putzfrau bei Frau Landvogt ein- und ausgeht, wollte ich mich mit dieser Frau unterhalten. Ich hab ihr dann geholfen, einen Sack Erde in den Keller zu bringen, das war mir recht, so musste ich mich nicht lange erklären. Jedenfalls hab ich im Keller eine Durchgangstür entdeckt, die zu Ihrem Haus führt.«

»Ja, aber die Tür ist abgesperrt ... oder? ... so sind also meine Sachen abhandengekommen? Den Knall, den ich damals gehört hatte, das ist nicht mein Kater gewesen, sondern die Tür, die sie zugeschlagen hat, und das Fenster hat sie auch geöffnet und meine Teppiche, die Jacke meiner Mutter, den Ring meines Vaters und was weiß ich noch …« Ella hatte Tränen in den Augen. Steinhardt stand auf und befreite Ella von ihrer Fixierung. Danach reichte er ihr ein Taschentuch.

»Woher wussten Sie, dass diese Putzfrau Isa ist?«, fragte Ella.

»Das war eine Vermutung. Das Alter, die dick aufgelegte Schminke, sportliche Figur und die Lederjacke Ihrer Mutter im Keller. Ich hatte die Hoffnung, dass sie mir meine Aktentasche hierherbringen würde, die ich leider dort im Wohnzimmer vergessen hatte«, Steinhardt zwinkerte Ella zu, »denn nur Sie konnten Isa identifizieren. Wenn nicht, hätten diese Indizien zumindest der Polizei bei den Ermittlungen geholfen.«

»Aber warum? Warum nur? Ich habe Isa doch nie etwas getan? Was soll das?«

»Ella, jetzt habe ich erst mal noch eine gute Nachricht für Sie. Ich konnte mit Professor Dr. Degen von der Uniklinik telefonieren. Alex hatte in der besagten Nacht am Schluchsee einen Unfall. Er hat sich innere Verletzungen zugezogen und musste ins künstliche Koma versetzt werden, aber er ist jetzt wieder wach und es geht ihm gut.«

»Gott sei Dank!«, sagte Ella erleichtert und schnäuzte sich in ihr Taschentuch. »Ich habe von Isa doch diese Diät-Kapseln bekommen.«

»Ja, die habe ich auch untersuchen lassen.«

»Und?«

»Das war Vitamin B-Komplex.«

»Wie jetzt? Und von Vitaminen habe ich abgenommen?«

»Darüber habe ich mir auch schon den Kopf zerbrochen. Aber viel wichtiger ist doch, dass die vorliegenden Beweise dafür ausreichen müssten, dass der Haftrichter Ihre Entlassung aus der Klinik schnellstmöglich veranlassen kann.«

KAPITEL 34

Die Katastrophe

Das Fleisch fühlte sich fest und muskulös an, kein Wunder, die halbe Schweinehälfte aus der Metzgerei war von hervorragender Qualität. Gut, dass Frank sie auf den Pflanztisch vor ihr gelegt hatte. Niemals hätte sie dieses halbe Schwein alleine aus dem Auto hierher schleifen können. Ihre Hände glitten über die Schwarte. Sie spürte die kleinen Härchen, die sie eventuell vor dem Eingriff noch abflämmen sollte.

Der alte Drecksack saß neben ihr auf dem Stuhl. Er riss die Glotzer auf, die ihm vor lauter Panik fast aus den Höhlen traten. Der Sturm peitschte den Regen, Äste und Zweige gegen das Glashaus, gut, dass sie zumindest einige noch trockene, überdachte Quadratmeter für ihre Operation ausgewählt hatte. Der Alte war schwer und wog schätzungsweise einhundertzwanzig Kilo. Bewusstlos war er keine große Hilfe. In einem Stück und ohne Hilfsmittel hätte sie ihn keinen Meter mehr bewegen können. Es war ihr schon schwergefallen, zusammen mit Frank diese Ella von der Scheune bis hierher zu schleifen. Gut, dass Frank das richtige Timing gehabt hatte, als er mit der Holzlatte an das Scheunentor schlug. Immerhin hatte er auch genaue Anweisungen von ihr per SMS erhalten. Ella lag jetzt fest verschnürt da hinten in der Ecke. Es hatte doch sein Gutes, Frank an ihrer Seite zu wissen. Wenigstens ein Mann, auf den sie sich immer verlassen konnte. Einer, der ohne zu murren immer das getan hatte, was sie von ihm verlangt hatte. Ganz anders als dieses alte Monster neben ihr, das am Stuhl festgebunden war.

»Na, aufgewacht, du alter Sack?«, flüsterte sie. Auch wenn er es bei dem draußen herrschenden Getöse verstanden hätte, so wäre ihm eine Antwort schlichtweg mit dem Klebeband auf seinem Mund nicht möglich gewesen.

»Herr Dr. Kleinscheiß, wissen Sie, mein Vater sagte schon immer, dass man irgendwann im Leben alles zurückbekommt, oder wie heißt das heute: *Feedback erhalten.*« Sie musste über ihren Scherz selbst lachen. Ein lautes Lachen, das von dem Tumult um sie herum fast völlig verschluckt wurde. Das war der perfekte Ort für ihre Behandlung, für das Feedback. Es gab kein besseres Timing. Als hätte sie das Orkantief inklusive Starkregen bestellt. Sie musste sich beeilen, das Wasser im Gewächshaus stieg an und machte auch vor ihren Füßen keinen Halt.

»Sieh genau hin, du Drecksack, was ich mit der Schweinehälfte mache. Der Créme-Brûlée-Brenner

flämmt die Härchen und Borsten ab. Das wird ein regelrechtes Vergnügen für dich, wenn du dran bist und die Hitze spürst. Mal sehen, ob wir deine Kruste auch knusprig hinbekommen oder ob ich dich zuvor mit dem Schwartenmesser bearbeiten muss. Schau hin!«
Wieder konnte sie sich ihr hämisches Lachen nicht verkneifen. Kleinschmitt fand die Situation sichtlich nicht komisch. Er hatte sich eingenässt und versuchte sich an Tierlauten, die er selbst mit geschlossenem Mund äußern konnte.

Solch ein Vergnügen hatte sie bisher noch nie bei ihren Vorbereitungen empfunden. Auch nicht bei den anderen beiden Erziehern aus dem Kinderheim. Fräulein Küpper hatte bereits einen Herzinfarkt gehabt, bevor sie ihr überhaupt ein Haar gekrümmt hatte. Die alte Schachtel hatte sich schon allein bei der Demonstration mit der Schweinehälfte ins Hemd gemacht, dabei war diese noch nicht mal vollkommen zerlegt gewesen. Und dem ollen verwirrten Siegmund hatten die Verbrennungen keinen Spaß bereitet. Allerdings hätte auch er etwas länger aushalten können und nicht gleich umfallen müssen, nur weil sie ihm den ersten Finger abgeschnitten hatte. Schade, dass es so viele Jahre gedauert hatte, bis sie ihr Werk vollenden konnte. Sie hatte alle Erzieher von damals, die zum Teil im Ausland wohnten, ausfindig machen müssen. Hasenfüße allesamt! Sie sollten leiden. Lange, mindestens so viele Jahre, wie sie selbst hatte leiden müssen, aber das würden die Alten gar nicht aushalten.

Sie drehte sich zu Ella um, nur um sicherzugehen, dass sie noch schlief. Die Augen, den Mund sowie Hände und Füße mit Klebeband fixiert, so konnte auch die einfältige Ella nichts ausrichten. Sie war schon als Kind ein gutgläubiges Prinzesschen gewesen. Sie und ihr Freund, dieser Alex, waren schuld an ihrem verpfuschten Leben und das sollten sie jetzt büßen. Aber diesmal hatte sie es geschafft. Diesmal würde sie ihr Werk beenden. Ella würde die Schuldige sein, die depressive, psychotische Dicke mit den schrecklichen Kindheitserfahrungen und ihren Antidepressiva. Bis ins kleinste Detail war alles durchdacht, ein wunderbarer Plan sozusagen. Die Schweine sowie die Werkzeuge, die hier herumlagen, konnten sicherlich der Metzgerei von Alex zugeordnet werden. Die mit Blut getränkten Teppiche lagen in Ellas Kofferraum und Frank war unterwegs, um Ellas Auto ans Tor zu stellen. Einfach genial, lobte sie sich.

Isa, ha! Eine nette Aushilfe, Freundin und Nachbarin. Wunderbar, wie sich alle von ihr hatten täuschen lassen. Wie einfältig sie doch alle waren, nur weil sie die sympathische, höfliche und besorgte Isa gespielt hatte.

Und jetzt war Dr. Kleinscheiß der Mount Everest, das große Ziel, ihr Meisterstück. Irritiert sah sie zu ihm hinüber. Er drohte, an seinem eigenen Erbrochenen zu ersticken. Mit einem beherzten Griff riss sie ihm das Klebeband vom Mund und klopfte auf seinen Rücken. Nach einigen Sekunden hustete er und spuckte alles aus. Nicht auszudenken, wenn der alte Sack seiner eigenen Kotze zum Opfer gefallen wäre. Sie holte aus und gab ihm eine Ohrfeige, die sich gewaschen hatte.

»Ich wollte nur helfen, damit du auch den ganzen Rotz ausspuckst«, kicherte sie.

»Warum tun Sie das? Womit hab ich das verdient?«, röchelte der Alte.

»Besser Alzheimer als gar keiner daheim, oder was ist los? Das müsstest du doch am besten wissen. Für die Prügel, die wir täglich einstecken mussten, für Folter, bis uns das Blut aus klaffenden Wunden tropfte, für psychische und physische Vergewaltigung! Dafür, dass du Seelen zerschmettert und Kindern das komplette Leben versaut hast, du Arschloch!« Sie brachte ihre Maske wieder in Position.

»Ich habe keine Ahnung. Bitte … ich mache alles, was Sie von mir verlangen, aber lassen Sie mich wieder gehen.« Kleinschmitt schwitzte, trotz der herrschenden, eisigen Temperatur.

»Na klar … jetzt quassel nicht so viel und genieße lieber die Show. Wir haben keine Zeit«, unterbrach sie ihn und klebte seinen Mund wieder zu.

»Stopp!«, schrie Frank. Er rannte ungestüm auf sie zu und warf den Stuhl inklusive Kleinschmitt um, der sogleich, festgebunden an seiner Sitzgelegenheit, ungebremst mit dem Hinterkopf auf den Boden knallte. Ein abgerissener Ast krachte im gleichen Moment auf das gesprungene Glasdach. Es zerbrach. Kleinschmitt sah zu dem Getöse nach oben. Eine Eisenverstrebung fiel kerzengerade herunter und landete direkt in seiner Kehle. Das Blut spritzte in hohem Bogen aus der Wunde und sein Röcheln hörte sich an wie ein verstopftes Abflussrohr.

»Scheiße!«, sagte Frank. »Jetzt ist der tot. Das

wollte ich nicht.«

»Na ja, so ging's eben schneller, blöd, aber ein bisschen Schwund ist ja immer. Stell dich nicht so an. Für die ganze Schweinerei sind offiziell sowieso Ella und Alex verantwortlich. Los, mach dich nützlich und bind die dumme Kuh los.« Gerade als Frank ohne Widerworte gehorchen wollte, fragte sie: »Die hat sich bewegt. Ist die wach?«

»Keine Ahnung«, antwortete Frank.

»Das haben wir gleich.« Sie nahm die Thermoskanne vom Tisch, drehte sich um und ging ein paar Schritte auf Ella zu.

»Die bekommt jetzt noch einen schönen großen Schluck Kaffee. Die weiß bestimmt nicht mehr viel, wenn sie aufwacht. Soll ihr ja gutgehen, der kleinen Ella und dann setzen wir ihr noch die Maske auf. Los, hilf mir mal«, sagte sie zu Frank, der sofort parierte.

KAPITEL 35

Forensische Psychiatrie heute

Dr. Felix Steinhardt

»Sagen Sie, Dr. Steinhardt, woher wussten Sie, dass ich Petra Hase bin?«

Steinhardt ordnete seine Unterlagen. »Als ich Ihnen mit der Pflanzerde geholfen hatte, bin ich ans Sideboard in der Diele gestoßen, da ist Ihre Handtasche heruntergefallen. Und als ich alles wieder eingesammelt habe, war da ein Umschlag mit Ihrem richtigen Namen drauf. So habe ich eins und eins zusammengezählt.«

»Dummer Fehler… Müssen Sie mich eigentlich hier ans Bett binden?« Petra verzog das Gesicht, sodass es im ersten Moment aussah, als würde sie grinsen. Doch wenn Steinhardt sie länger betrachtete, sah die Grimasse eher nach Schmerz aus. Ihr Blick war zeitweise starr, als wäre sie in ihrer ganz eigenen Welt gefangen.

»Ja, tut mir leid, das ist Vorschrift. Sagen Sie Petra, warum wollten Sie Ella und Alex alles in die Schuhe schieben?«

»Ich las einen Artikel der Journalistin Isabella Amann, googelte ihr Profil und sah ihr Foto. Sie hatte es geschafft, die dicke Ella. Das Prinzesschen, das schuld an meinem Unfall war. Sie und dieser Alex.«

»Unfall?«, fragte Steinhardt erstaunt.

»Ja damals im Kinderheim. Hätte sie nicht einfach das Maul aufmachen und den Dreck fressen können, den ich ihr hingehalten hatte? War das zu viel verlangt? Ich war der Boss! Zugegeben, ich hatte vorher auch schon Scheiße gebaut. Simon, einer der Großen, wollte mich schon lange absägen und den dicken Chef markieren. Der hat nur auf seine Chance gewartet. Dann kam auch noch dieser Lockenzwerg Alex um die Ecke, Ellas Retter, ihr Freund ...« Petra hielt inne und starrte verloren an die Zimmerdecke. » ... Ich kannte so etwas nicht. Einen Freund ... ein Freund, der für sie in die Bresche sprang und den Dreck fraß, einfach so?« Petras Augen wurden glasig und ihr Körper zuckte.

»Sollen wir eine Pause einlegen?«, fragte Steinhardt.

»Nein, geht schon.«

»Wie kam es dann zu dem Unfall?«, wollte er wissen.

»Ich konnte das nicht einordnen, dass Alex – ohne etwas dafür zu verlangen – Ella geholfen hatte. Ich stand nur da und hab nichts dagegen unternommen, verstehen Sie? Ich habe Schwäche gezeigt, wieder einmal und das war einmal zu viel. Die anderen haben mich ausgelacht, verspottet. Das hab ich nicht ausgehalten und bin einfach gerannt. Dann kam der Sprung über die Mauer und das Postauto. Ellas Schuld, Ella und Alex, Freunde durch dick und dünn. Prinz und Prinzessin. Dick und Doof. Susi und Strolch. Dumm und Dümmer …« Petra lachte laut. Es war ein künstliches Lachen. Voller Spot, Hohn und Wehmut.

»Ich hatte eine Verletzung am Kopf und im Gesicht. Ich musste mich Jahre danach noch mehrere Male operieren lassen, daher auch die Narben, sehen Sie?« Petra drehte ihren Kopf. Steinhardt nickte. Ella hatte recht. Manchmal waren die Grenzen zwischen Täter und Opfer verschwommen. Keine Frage, Petra war krank. Wäre sie als Kind wohlbehütet aufgewachsen, hätte sie eine Chance gehabt …

»Ich habe die Narben mit Theaterschminke kaschiert, so gut es eben ging«, unterbrach Petra seine Gedanken. »Ich bin sieben Jahre älter als Ella. Ich dachte mir: Die OPs, die gefärbten Haare, da kann sie mich nach fast dreißig Jahren nicht mehr erkennen. Und diese Hoffnung hat sich bewahrheitet. Als ich in derselben Tageszeitung die Anzeige von Frau Landvogt sah, die in der anderen Doppelhaushälfte wohnte, hab ich angefangen, einen Plan zu schmieden. Die Verbindungstür im Keller war ein Glücksfall. Einige Tage später suchte dann Alex auch noch eine Aushilfe in der Metzgerei. Bingo! Besser hätte es für mich nicht laufen können.« Petras Lachen war schallend und wurde immer hysterischer. Wieder starrte sie danach stumm an die Zimmerdecke und Steinhardt gab ihr diesen Moment, den sie offensichtlich zur Beruhigung benötigte.

Als hätte jemand eine Fernbedienung betätigt, um in

ein anderes Programm zu schalten, drehte Petra unerwartet den Kopf, hatte einen wirren Blick und sprach mit einer verstellten Stimme abrupt weiter: »Die Dicke als Freundin zu gewinnen, war kein Thema. Ihr die Kapseln unterzujubeln auch nicht. Abnehmen, ha, alle Fetten wollen abnehmen, weiterfressen wie bisher, faul auf dem Sofa sitzen und nichts weiter dafür tun ... Ich war oft in ihrem Haus, wenn sie nicht da war. Hab dies und das eingesteckt. Einmal hat sie mich fast dabei erwischt. Ihr blöder Kater hat mich gestört, dann ist mir was aus der Hand gerutscht und krachte auf den Kellerboden. Aber kein Problem, ich konnte durch die Verbindungstür noch rechtzeitig entwischen. Ein paar Minuten später hab ich bei ihr geklingelt. So ein naives Dummchen.
Die Teppiche und ein paar andere Dinge brauchte ich, um Ella die Schuld in die Schuhe schieben zu können. Den blutigen Läufer in ihrem Auto; ihre Fingerabdrücke auf dem Metzgerwerkzeug; die Mickey-Mouse-Maske, die ich ihr angezogen hatte, waren Beweis genug, sie für viele Jahrzehnte ins Gefängnis, in den Knast zu bringen, da, wo sie hingehört und ihr blöder Freund Alex auch. Aber dass sie hier gelandet ist, bei Ihnen in dieser Klinik, ist Scheiße! ... « Petra zog an ihrer Fixierung und wackelte mit den Fingerspitzen. »Alex wäre auch irgendwann dran gewesen, schließlich waren die Utensilien aus der Metzgerei ... und die halbe Sau ... Schon komisch, dass der das nicht gemerkt hat.« Petra machte ein nachdenkliches Gesicht. »Hmmm, allerdings fragte er immer wieder nach meinen persönlichen Unterlagen, um mich als

Aushilfe anzumelden. Wie ehrlich der Trottel doch ist. Das konnte ich mit Ausreden wenigstens rauszögern.«

»Sagen Sie, Petra, was war denn in den Kapseln drin, die Sie Ella gegeben haben?«

»Die Diätpillen? Ha, ganz einfach, es ist tatsächlich ein Diät-Mittel aus den USA, aber ich habe noch ein bisschen was mit Mescalin-Sulfat verfeinert. Eine Droge, die aus einem Kaktus gewonnen wird.« Petra lachte wieder schallend.

»Also soviel ich weiß, handelt es sich dabei um eine psychoaktive Substanz. Sie kann Glückshormone verursachen, die auch beim Abnehmen förderlich sein können, aber die Nebenwirkungen sind je nach Dosierung: Übelkeit, Schwindel bis hin zur Ohnmacht und Halluzinationen. Die Droge kann eine Psychose auslösen und zu dauerhaften Wahrnehmungsstörungen führen.« Dr. Steinhardt betrachtete Petra nachdenklich, dann sagte er leise: »Jetzt wird mir einiges klar.«

KAPITEL 36

Ella

»Ist der Verbrecher immer niederträchtig und das Opfer stets unschuldig? Schlummert in jedem von uns ein Täter, der nur auf einen Startschuss wartet, der ihn aktiviert? Darauf, dass bestimmte Grenzen überschritten werden? Diese Fragen muss jeder Mensch für sich selbst beantworten … Ende.«

Ella klappte das Buch zu.

»Danke für Ihr Interesse. Ich hoffe, dass es Ihnen gefallen hat.« Die Zuhörer klatschten, sie sah in lauter begeisterte Gesichter. Ella war nervös. Selbst jetzt, nach der Lesung, zitterten ihre Hände immer noch. Ihre Handflächen waren schweißnass, sodass Ella sie immer wieder heimlich unter dem Tisch an ihrer Hose abwischte. Sie hatte nicht mit so viel Andrang bei ihrer ersten Lesung gerechnet und war über die positiven Kommentare der Besucher erfreut. Es war kein Leichtes, sich als Autorin einen Namen zu machen. Schließlich saß sie Stunde um Stunde allein in ihrem stillen Kämmerlein, hatte geschrieben, recherchiert, überarbeitet und wieder geschrieben. Sie hatte bislang keinen Applaus gehabt, wie ihn Künstler mit direktem Publikumskontakt erfuhren, nur Zweifel daran, ob die Story interessant, spannend und aufschlussreich geschrieben war.

Vor Ellas Pult standen die Leser Schlange. Ein Buch nach dem anderen wurde ihr zum Signieren vor die Nase geschoben.

»Hallo Ella«, sagte der nächste Gast, als sie gerade dabei war, eine Widmung zu schreiben. Sie kannte diese Stimme.

»Dr. Steinhardt, Sie hier?«

»Ja. Ihre Thesen waren sehr aufschlussreich für mich. Insbesondere die letzten Kapitel, bei denen es um Sie geht. Können wir uns nachher noch auf ein Glas Wein treffen und uns unterhalten?«

Ella schluckte schwer. Damit hätte sie nicht gerechnet. Nicht jetzt, direkt bei ihrer ersten Lesung.

»Ja gern, sobald ich hier fertig bin.« Ella wies auf die Schlange ihrer Fans vor ihrem Pult. Natürlich hätte sie damit rechnen müssen, dass Steinhardt an ihrem Buch Interesse zeigte. Er, der nicht wie jeder andere Facharzt seine Arbeit erledigte, sondern sich für seine Schützlinge über das normale Maß hinaus einsetzte. Sie sah ihm hinterher, als er die letzte Stuhlreihe im Saal aufsuchte. Er hatte eine Jeans, ein weißes Shirt, eine schwarze kurze Lederjacke und weiße Sneaker an. Der warmherzige Blick und

die kleinen Lachfältchen um seine strahlend, blauen Augen, waren ihr damals schon aufgefallen.
Sie bemerkte, dass Alex nicht weit von ihr entfernt an einem Pfeiler lehnte, nickte und ihr zuzwinkerte. Sie war froh, ihn in ihrer Nähe zu wissen, gerade jetzt bei dem anstehenden Gespräch mit Steinhardt.

Sie steuerten ein gemütliches Weinlokal in der Freiburger Altstadt an. Es war ein lauer Herbstabend, und sie hatten sich übereinstimmend entschieden, einen Tisch im Außenbereich zu wählen. Neben ihnen das Geplätscher der bekannten Bächle, über ihnen ein fast zugewachsenes Weinlaubdach, und auf den kleinen Tischen standen bunte Gläser mit Teelichtern. Dr. Steinhardt war ein wahrer Gentleman, genauso hatte Ella ihn eingeschätzt. Er half ihr aus der Lederjacke – Kleidergröße 38 – hielt die Türen auf und schob ihren Stuhl an den Tisch.

»Einen Oberrotweiler Spätburgunder, bitte«, gab Ella ihre Bestellung an die Bedienung weiter. Sie sah Dr. Steinhardt ganz genau an. Insgeheim hatte sie gehofft, ihn irgendwann in einer privateren Atmosphäre zu treffen, dann allerdings ohne Alex.

»Ich möchte Ihnen noch mal zu ihrem Erfolg gratulieren, Ella. Das haben Sie großartig gemacht.«

»Danke, Dr. Steinhardt.«

»Wie geht es Ihnen, Herr Fröhlich?«

»Alles wieder im grünen Bereich«, antwortete Alex und gab seine Bestellung auf.

»Ich bekomme das Gleiche wie die Dame, danke!«, sagte Steinhardt zu der Bedienung.

»Jetzt ist Petra Ihre Patientin, nicht wahr?«

»Ja, Ella, der Haftrichter hat schnell entschieden. Die Beweise sprachen gegen sie. Es gab ja außerdem noch eine zweite Akte aus einer Hamburger Klinik, in der sie viele Jahre verbracht hatte. Deshalb wurde sie, anstatt in die U-Haft, zu uns in die Forensik eingewiesen. Jetzt werde ich über Petra Hase ein Gutachten verfassen und dann warten wir mal die Verhandlung ab.«

»Und was ist mit Frank?«, fragte Alex.

»Soviel ich weiß, ist der untergetaucht. Aber die Polizei wird ihn schon noch dingfest machen.« Steinhardt musterte Ella, doch momentan konnte sie seine Blicke nicht einordnen. Waren sie etwa anerkennend aufgrund ihrer körperlichen Veränderung? »Lasst uns anstoßen«, sagte Steinhardt, als die Bedienung die Getränke brachte, und lächelte Ella zu.

»Prost«, stimmte Alex ein und hob sein Glas.

»Was mir allerdings immer noch Kopfzerbrechen bereitet, ist diese Kapsel, die in Ihrer Hosentasche war, Ella. Ich hatte sie analysieren lassen. Es war nur ein Vitaminpräparat, aber Petra gestand, dass sie echte Diät-Pillen aus den USA mit Mescalin-Sulfat versetzt hatte.«

»Das kann ich erklären«, sagte Alex. »Ella ist doch ständig umgefallen und ich dachte, dass es an diesen komischen Pillen liegen muss. Also habe ich in der Nacht in der Metzgerei, nachdem Ella wieder in meinen Armen umgekippt war, die Dinger einfach ausgetauscht. Die hatten nämlich dieselbe Größe und Farbe wie meine Vitamin B Kapseln.«

»Was hast du?«, fragte Ella erstaunt.

»Ja, entschuldige, aber ich hab mir echt Sorgen um dich gemacht.«

»Du hattest ja recht. Danke, Alex.«

»Davon mal abgesehen, hast du es ja auch ohne diese blöden Dinger geschafft. Schau dich an. Du warst zwar auch mit mehr auf den Rippen eine schöne Frau, aber jetzt ...« Alex pfiff wie ein Bauarbeiter, der eine hübsche Lady auf der Straße sieht. Ella wurde rot. Hoffentlich bemerkte das im schummrigen Licht niemand.

»Ja, Alex, da haben Sie recht«, stimmte ihm Steinhardt zu.

Ella waren diese Aussagen mehr als peinlich. Was sollte ihr ehemaliger Arzt, Therapeut, Sherlock Holmes und Retter aus der Not denken. *Ablenken. Überleg, Ella!*

»Sagen Sie, Dr. Steinhardt, wissen Sie, warum Isa ... ähm, Petra überhaupt noch weiter als Putzfrau bei Frau Landvogt gearbeitet hat?« *Gute Frage.*

»Petra fand diesen Job tatsächlich gut. Sie hat sich im Haus von Frau Landvogt wohlgefühlt und sie war der Meinung, dass es auffallen würde, wenn sie von heute auf morgen als Putzfrau verschwindet. Vor allen Dingen wäre es Frau Stockmeier aufgefallen, meinte sie.« Steinhardt grinste.

»Ja ja, die gute Frau Stockmeier«, wiederholte Ella und grinste mit.

»Außerdem wären Sie und Alex nach Petras Plan schon längst in der Justizvollzugsanstalt gewesen und Ihnen, Ella, hätte aufgrund der psychischen Störungen keiner geglaubt. Das jedenfalls war Petras Ziel.«

»Da hat sie allerdings die Rechnung ohne Sherlock Steinhardt gemacht.« Ella strahlte ihn an. Sie rutschte etwas näher zu Steinhardt und legte ihre Hand auf seine. »Ohne Ihr Zutun hätte sich die Geschichte niemals so schnell aufgeklärt. Danke, Doc!« Er zwinkerte ihr zu. »Gern geschehen, Ella, und jetzt, nachdem du nicht mehr meine Patientin bist, kannst du gerne Felix zu mir sagen.«

◆ ◆ ◆

NACHWORT

Tatsache! Das in Phase 8.2 beschriebene Horror-Kinderheim hat existiert, so wie viele weitere auch, nicht nur in Deutschland. Die unschuldigen Kinder durchlebten ein jahrelanges Martyrium. Sie wurden physisch und psychisch misshandelt und missbraucht. Dabei spielte es keine Rolle, ob die Heime kirchlich oder staatlich geführt wurden. Von christlicher Nächstenliebe keine Spur. Erzieher, oft ohne fachliche Ausbildung, quälten ihre Schutzbefohlenen, bis sie nicht nur körperlich, sondern auch seelisch zerstört waren. Angst und Panik standen auf der Tagesordnung. Einige Kinder bekamen kaum etwas zu essen und wurden dafür bestraft, dass sie sich eine trockene Scheibe Brot einsteckten. Andere wurden dazu gezwungen, einen undefinierbaren, stinkenden Brei zu essen. Kleinkinder vegetierten fast verhungert in ihren Exkrementen. Zu den gängigen Erziehungsmethoden gehörten körperliche Züchtigung bis aufs Blut. Sie wurden tagelang in dunklen Kellerräumen, sogenannte Besinnungsräumen, weggesperrt und lagen auf stinkenden, verschimmelten Matratzen. Eigene Regeln, ein geschlossenes System, das auch sexuellem Missbrauch keinen Einhalt gebot. Unvorstellbar ist auch, dass viele der Kinder – einfach nur, weil es billiger war – zu Medikamententests herangezogen wurden. Welche chronischen Krankheiten oder Spätfolgen daraus entstehen können, sind nicht nachzuvollziehen. Sie wurden eingesperrt, dem wahren Leben entfremdet und somit ihrer Kinder- und Jugendzeit beraubt. Viele Erwachsene, die in solchen Heimen aufwuchsen, berichten von Schwierigkeiten, in ein normales Leben zurückzukehren oder sich zurechtzufinden. Daraus resultierten jahrelange Albträume, Suchtprobleme, schwere Depressionen bis hin zu Suizidversuchen oder andere psychische Erkrankungen. Viele haben Kontakt-, Bindungs- und Beziehungsprobleme. Diese gebrochenen Seelen verspüren auch viele Jahre nach ihrem Heimaufenthalt noch zu große Scham, um an die Öffentlichkeit zu treten und diese grausamen Methoden publik zu machen. Doch heute haben sich einige dieser ehemaligen Heimkinder getraut, mithilfe der Presse ihre damalige Situation aufzuklären. Die ehemaligen Träger dieser Heime sprechen öffentlich ihr Bedauern aus. Finanzielle Entschädigungen wurden ausbezahlt oder in Aussicht gestellt. Auch wenn diese Grausamkeiten mit keinem Geld der Welt revidiert werden können, so ist ein Versuch des Schadensersatzes das Mindeste, was den Betroffenen zusteht. Im Gegensatz dazu gab und gibt es viele wunderbare Erzieher und

Erzieherinnen, die in ihrem Beruf aufgehen und Kinder liebevoll auf ihrem Weg begleiten. Ihnen gebührt ein großer Dank!

DANKSAGUNG

Wie immer an dieser Stelle möchte ich mich auch diesmal bei vielen Personen bedanken, ohne die es „Phase 8.2“ in der vorliegenden Form nicht gegeben hätte. Zuerst natürlich bei Ihnen, meinen Lesern. Danke, dass Sie sich aus der großen Vielfalt der angebotenen Bücher meines ausgesucht und gelesen haben. Meine Protagonistin Ella hat es auf den Punkt gebracht. Die Autoren sitzen in ihren stillen Kämmerlein, schreiben, korrigieren, feilen an ihren Plots und bekommen keine direkte Reaktion auf ihr Machwerk. Daher sind Lesermeinungen wichtig! In der Hoffnung, dass ich Sie für einige Stunden unterhalten konnte, würde ich mich über ein nettes Feedback in Form einer Rezension sehr freuen. Dankeschön an meine Lektorin Textehexe Susanne Pavlovic. Und wie soll es anders sein: ohne Joker kein Buch. Ein herzliches Dankeschön geht daher an meine Co-Lektorin und Korrektorin Anke Höhl-Kayser. Ohne meine Betaleserinnen wäre ich aufgeschmissen. Ihr seid echt klasse,

Mädels. Lieben Dank! (Nennung in alphabetischer Reihenfolge) u.a. Christina Deppermann, Mel Döhring, Nancy Hesse, Beata Koch und Sylvia Lehmann. Das Jahr 2020 wird in die Geschichte eingehen. Ein dickes Dankeschön an alle helfenden Hände!

SANDER THRILLER

Printed in Great Britain
by Amazon

45342185R00149